AKUPRESSUR GANZ EINFACH

Ebenso von Deborah Bleecker

Handbuch der Akupunktur Punkte

AKUPRESSUR GANZ EINFACH

Sich einfach selbst behandeln bei allgemeinen Beschwerden

Deborah Bleecker, LAc, MSOM

Haftungsausschluss

Dieses Buch enthält die Meinungen und Ideen der Autorin. Es soll hilfreiches und informatives Material zu den behandelten Themen liefern. Es wird unter der Voraussetzung verkauft, dass die Autorin und der Herausgeber nicht medizinische, gesundheitliche, psychologische oder andere Arten von Ratschlägen oder Dienstleistungen in dem Buch zu erteilen. Wenn der Leser persönliche, medizinische, gesundheitliche oder sonstige Hilfe oder Beratung benötigt, sollte ein kompetenter Fachmann zu Rate gezogen werden.

Es wurde darauf geachtet, die Richtigkeit der dargestellten Informationen zu bestätigen und allgemein anerkannte Praktiken zu beschreiben. Die Autorin, Herausgeber und Verleger sind jedoch nicht verantwortlich für Fehler oder Auslassungen oder für irgendwelche Konsequenzen aus der Anwendung der Informationen in diesem Buch und geben keine Garantie, weder ausdrücklich noch stillschweigend, in Bezug auf den Inhalt der Publikation.

Der Autor und der Herausgeber lehnen jede Verantwortung für jegliche Haftung, Verluste oder Risiken, ob persönlich oder anderweitig, ab, die sich direkt oder indirekt aus der Nutzung und Anwendung der Inhalte dieses Buches ergeben.

978-1-940146-89-8 ISBN Deutsch
Draycott Publishing, LLC

Aus dem Englischen übersetzt von Verónica Albrecht-Borth.

Inhaltsangabe

Einleitung

Akupressur ist ein sicherer und effektiver Weg, sich selbst bei vielen Beschwerden zu behandeln. Da es über 1.000 aufgezeichnete Akupunktur-Punkte gibt, wie wählen Sie aus, welcher am besten funktioniert? Darum geht es in diesem Buch. Als lizenzierte Akupunkteurin unterrichte ich meine Patienten seit über 20 Jahren in Akupressur, um ihnen zu helfen, sich selbst zu behandeln.

Mein Ziel mit diesem Buch ist es, die Akupressur leicht verständlich zu machen und effektiv anzuwenden. Ich habe die wirksamsten Akupressur-Punkte ausgewählt, und sie werden auf eine Weise erklärt, die auch für einen Laien sinnvoll ist.

In den meisten Fällen gibt es nur einige wenige Punkte, die Sie für jedes Leiden anwenden müssen. Das liegt daran, dass Akupunktur-Punkte so stark und so wirksam sind, dass Sie vielleicht nur den einen Punkt kennen müssen, der am besten wirkt. Es gibt keinen Grund, fünf Punkte zu verwenden, wenn einer ausreicht. Ich erkläre Ihnen, welchen Punkt Sie bei jeder Erkrankung zuerst versuchen sollten.

Ich habe einen Master of Science-Abschluss in Orientalischer Medizin. Dies ist das dreijährige Standardprogramm auf Graduiertenniveau in chinesischer Medizin, das lizenzierte Akupunkteure in Amerika absolvieren. In diesem Programm verbringen wir ein ganzes Jahr damit, zu lernen, wie man über 400 Akupunktur-Punkte lokalisieren und behandeln kann. Wir lernen auch, wie man die Punkte kombiniert, um Krankheiten zu behandeln.

Da ich seit über 20 Jahren Patienten behandle, habe ich mich auch ausgiebig mit Nahrungsergänzungsmitteln beschäftigt. Obwohl sich dieses Buch auf die Akupressur konzentriert, konnte ich bei den Nahrungsergänzungsmitteln keine Behandlungshinweise auslassen, die ich meinen Patienten empfehle, um ihnen eine schnellere Heilung zu ermöglichen. Dies sind die verlässlichsten und qualitativ hochwertigsten Nahrungsergänzungsmittel. Ich werde von diesen Firmen weder entschädigt noch bin ich mit ihnen in irgendeiner Weise verbunden, aber ich habe festgestellt, dass sie sehr wirksam sind, und es wird Ihnen etwas Zeit und Geld sparen, wenn Sie die wirksamsten Nahrungsergänzungsmittel kaufen.

Akupunktur-Punkte regulieren die Funktion des Körpers. Ihr Körper weiß, was gesund ist. Es liegt in Ihrer DNA. Sie müssen ihm nur helfen, sich selbst zu regulieren und seine gesunde Funktion wiederherzustellen.

Akupunktur-Punkte lindern Schmerzen, indem sie einen gesunden Kreislauf wiederherstellen. Ihr Körper kann sich selbst heilen, wenn eine gute Durchblutung vorhanden ist.

~ 1 ~

Die zehn wichtigsten Akupressur-Punkte

Obwohl jeder Akupunkturarzt Lieblingspunkte hat, sind die unten aufgeführten Punkte die in vielen Akupunktur-Kliniken am häufigsten verwendeten. Der Grund, warum sie so beliebt sind, ist, dass sie sehr stark sind und viele Funktionen haben.

Die folgenden Informationen sind ein kleiner Auszug aus meinem Buch, dem Handbuch der Akupunktur-Punkte. Ich habe die gebräuchlichsten Indikationen der Punkte ausgewählt, um das Verständnis und die Anwendung der Punkte einfach zu machen.

In alphabetischer Reihenfolge ist meine Wahl für die zehn wichtigsten Punkte folgende:

Herz 7
Niere 3
Niere 6
Niere 7
Dickdarm 4
Dickdarm 11
Leber 3
Pericardium 6
Milz 6
Magen 36

Eine cun entspricht etwa der Breite Ihres Daumenknöchels. Dies wird später im Detail erklärt.

Herz 7

Befindet sich an der Handgelenksfalte auf der Handbeugesehne an der Seite der Elle. Es kann sein, dass Sie zwei oder drei dieser Falten haben, aber dieser Punkt befindet sich auf der Höhe der größten Handgelenksfalte. Wenn Sie mit dem kleinen Finger wackeln, spüren Sie, wie sich die Sehne bewegt.

Herz 7

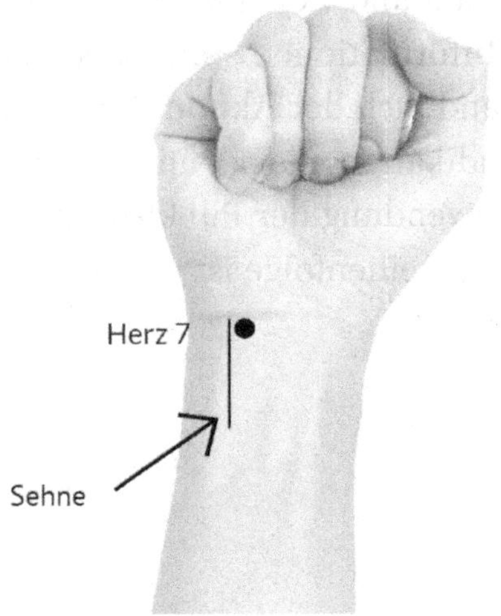

Funktionen und allgemeine Verwendung

Herz 7 wird bei Angstzuständen eingesetzt, es beruhigt den Geist, behandelt Herzrhythmusstörungen, Herzklopfen, Schlaflosigkeit und Reizbarkeit.

Niere 3

Befindet sich in der Vertiefung zwischen dem Knöchel auf der Innenseite und der Rückseite des Beins. Lokalisieren Sie den Punkt auf halbem Weg zwischen der Spitze des Knöchels auf der Beininnenseite in Ihrer Macht Stehende und der Rückseite des Beins.

Funktionen und allgemeine Verwendung

Niere 3 ist der wichtigste und am häufigsten verwendete Punkt auf dem Meridian der Niere. Es behandelt Asthma, Taubheit aufgrund von Nierenschwäche, Fersenschmerzen, Inkontinenz, Schlaflosigkeit, Probleme beim Wasserlassen, Tinnitus und dringendes Wasserlassen.

Niere 3

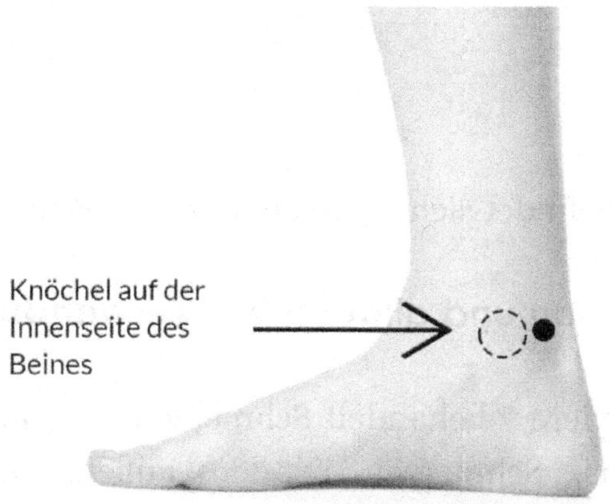

Niere 6

Eine cun unterhalb des Knöchels auf der Innenseite des Beines.

Funktionen und allgemeine Verwendung

Niere 6 beruhigt den Geist, behandelt schwaches Wasserlassen, Ödeme, häufiges Wasserlassen, Hitzewallungen, Schlaflosigkeit, Gebärmuttersenkung und stärkt die Nieren.

Niere 6

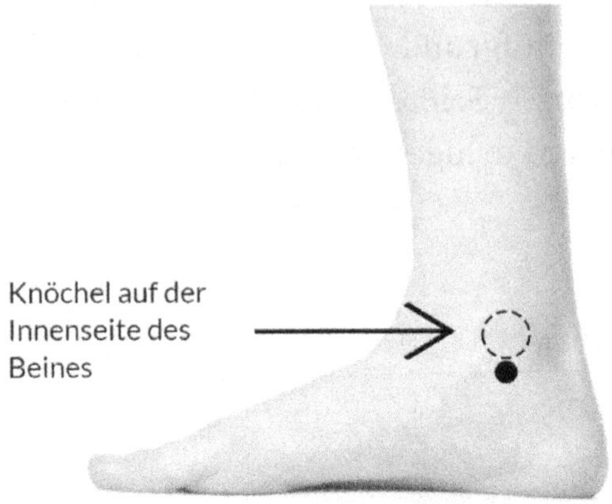

Niere 7

Befindet sich 2 cun auf einer direkten Linie über Niere 3.

Funktionen und allgemeine Verwendung

Niere 7 behandelt Schmerzen im unteren Rückenbereich, Nephritis, Schmerzen in den Füßen, Inkontinenz, Ödeme, häufiges Wasserlassen, und es reguliert die Blase.

Niere 7

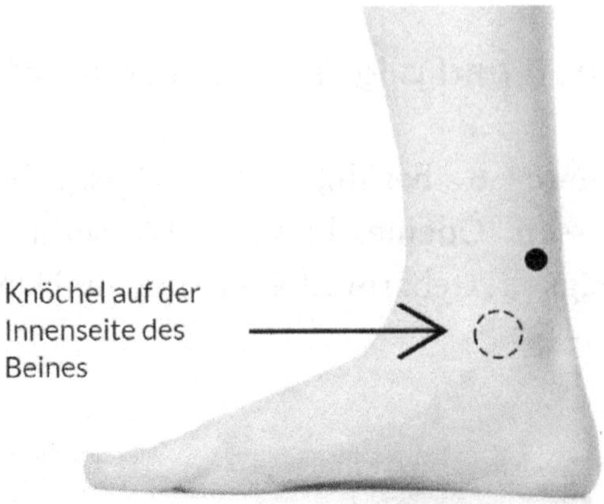

Dickdarm 4

Befindet sich zwischen dem ersten und zweiten Handknochen, in der Mitte des zweiten Handknochens, auf der Daumenseite. Dieser Punkt sollte von schwangeren Frauen nicht benutzt werden, da er Wehen auslösen könnte.

Dickdarm 4

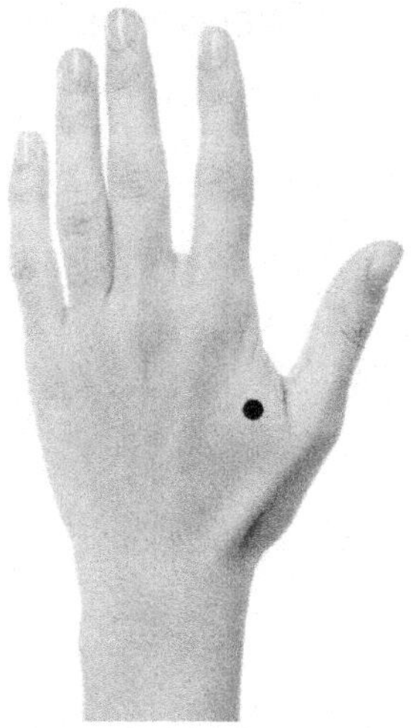

Funktionen und allgemeine Verwendung

Dickdarm 4 behandelt Allergien, Schmerzen in den Armen, Erkältung und Grippe, Handschmerzen, Kopfschmerzen, Nesselsucht, löst Wehen aus, reguliert das Immunsystem, verstopfte Nasennebenhöhlen und Nasenbluten. Es behandelt die Augen, Nase, Mund und Ohren. Es ist berühmt für die Behandlung von Kopfschmerzen.

Dickdarm 11

Auf halbem Weg zwischen der Ellenbogenfalte und dem Ellenbogen gelegen. Lokalisieren Sie diesen mit angewinkeltem Arm, wie in der Abbildung gezeigt. Es ist einfach, diesen Punkt mit dem eigenen Daumen zu behandeln.

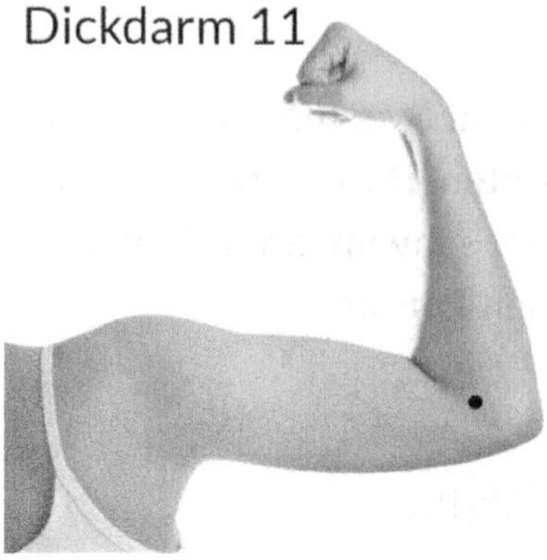

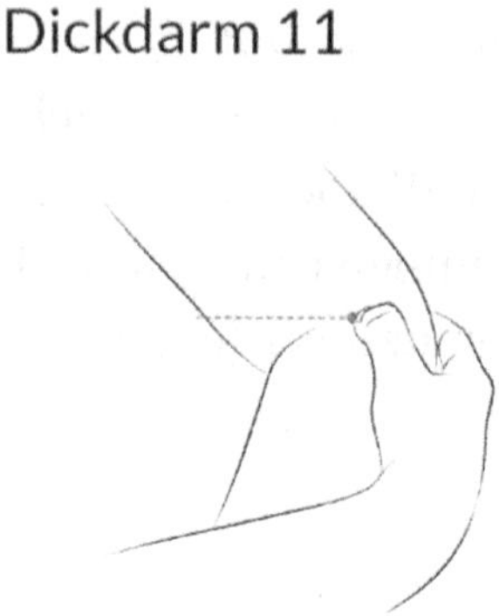

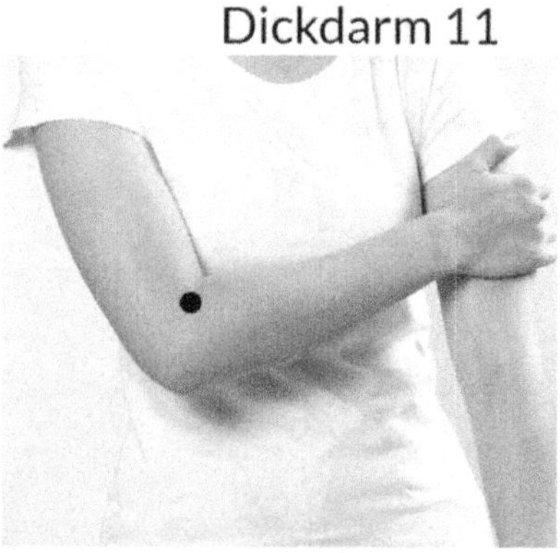

Funktionen und allgemeine Verwendung

Dickdarm 11 behandelt Allergien, Armatrophie, Schmerzen in den Armen und in den Ellbogen, Bluthochdruck, Verstopfung, Nesselsucht, Juckreiz, Hautausschläge, Schulterschmerzen und -steifheit, Hautkrankheiten und stärkt das Immunsystem.

Leber 3

Befindet sich zwischen dem ersten und zweiten Zeh, etwa 1,5 cun über dem Zehengrund. Bitte beachten Sie, dass die Größe Ihrer Fußknochen bestimmt, wie weit dieser Punkt vom Zehengrund entfernt ist, jeder ist anders. Es befindet sich in der Vertiefung zwischen dem ersten und zweiten Fußknochen.

Um Leber 3 zu lokalisieren, können Sie mit dem Finger am Zehengrund entlang bis zu den Fußknochen laufen, unmittelbar bevor Sie zu den Fußknochen gelangen, finden Sie eine kleine Vertiefung. Auf dem Bild ist der Punkt mit einem Kreis um ihn herum dargestellt, so dass Sie sehen können, dass sich Leber 3 in einer kleinen Vertiefung am Fuß befindet.

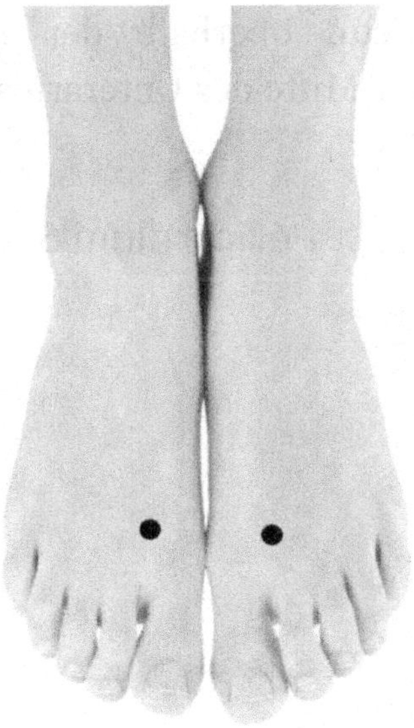

Leber 3

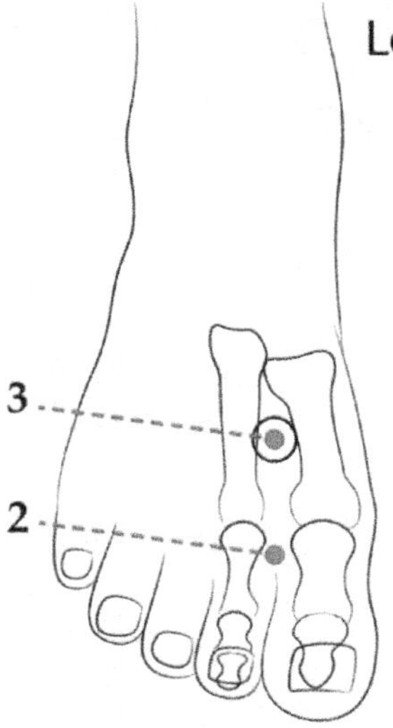

Leber 2, 3

Funktionen und allgemeine Verwendung

Leber 3 behandelt Stress, Schwindel, Augenleiden, unregelmäßige Menstruation, Bluthochdruck, Schlaflosigkeit, Übelkeit, Schwindel und Depression.

Pericardium 6

Befindet sich 2 cun oberhalb der Handgelenkfalte, zwischen den Sehnen in der Mitte des Unterarms.

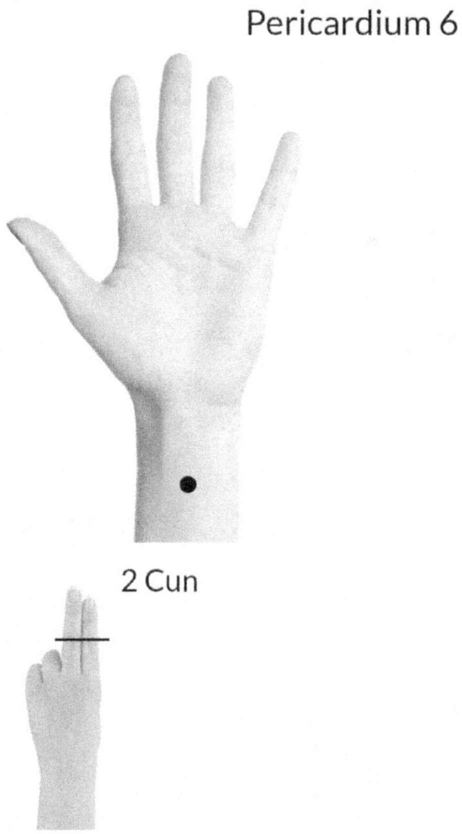

Funktionen und allgemeine Verwendung

Pericardium 6 behandelt Angstzustände, beruhigt den Magen, behandelt Schluckauf, Schlaflosigkeit, Herzklopfen, reguliert das Herz und behandelt Übelkeit.

Milz 6

Befindet sich auf der Innenseite des Beins, 3 cun über der Spitze des Knöchels an der Innenseite des Beines, hinter dem Schienbein. Setzen Sie mit der Hand an der Spitze des Knöchels an. Sie können den Punkt leicht lokalisieren, indem Sie auf den Bereich drücken, um den hinteren Rand des Knochens zu finden.

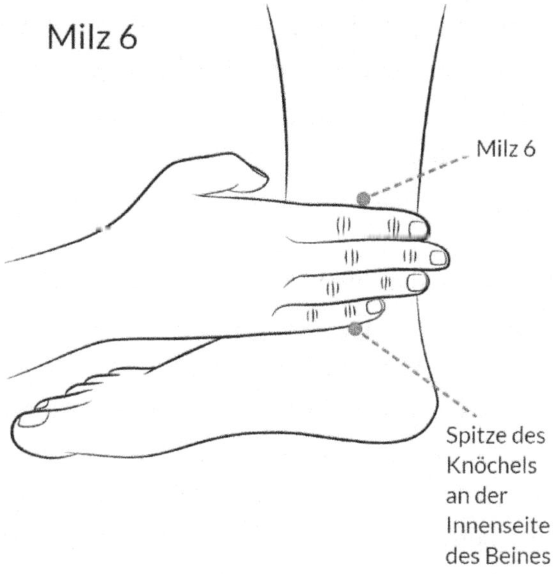

Milz 6

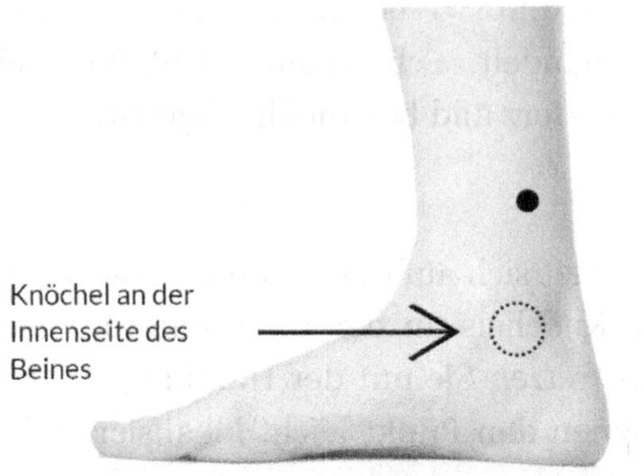

Funktionen und allgemeine Verwendung

Milz 6 behandelt Anämie, Angstzustände, hormonelle Ungleichgewichte, Fußlähmung, Kopfschmerzen, Ödeme oder Wassereinlagerungen, Bluthochdruck, Unfruchtbarkeit, Schlaflosigkeit, Geburtseinleitung, Stress und Gebärmuttersenkung.

Magen 36

Befindet sich 3 cun unterhalb des Knieauges und eine Fingerbreite von der Vorderkante des Schienbeins entfernt.

Magen 36 kann auf verschiedene Weise lokalisiert werden. Sie können Ihre Hand über das Knie legen, um den Punkt zu messen. Der Zeigefinger wird in Höhe der Knieaugen platziert, das sind die kleinen Vertiefungen auf beiden Seiten Ihrer Kniescheibe. Der Punkt befindet sich direkt unter Ihrem kleinen Finger. Sie können die Position auch mit Hilfe der Tibia oder des Schienbeins vergleichen.

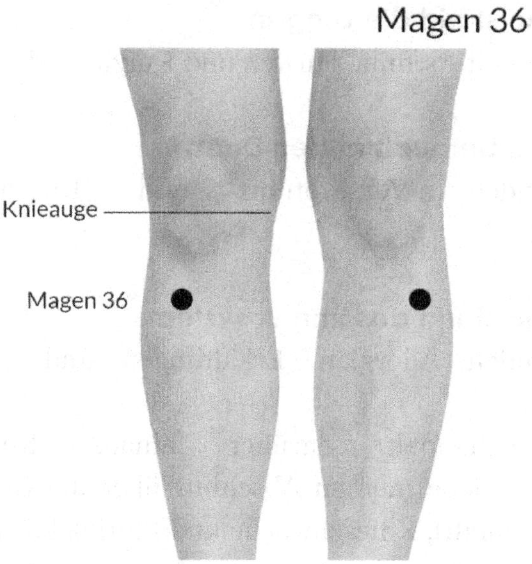

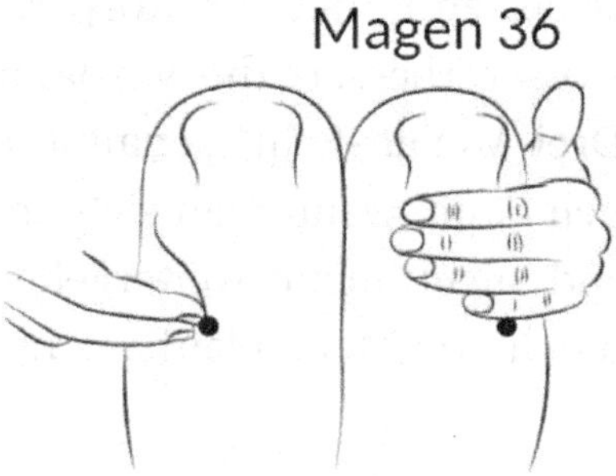

Zwei Möglichkeiten zur Lokalisierung

Funktionen und allgemeine Verwendung

Magen 36 ist vielleicht der am häufigsten verwendete Akupunktur-Punkt. Es ist am einfachsten, die vielen Punkt-Funktionen zu verstehen, wenn man auf die Kategorien schaut.

Reguliert und stärkt die Milz und den Magen

Behandelt Aufstoßen, Völlegefühl im Unterleib, Durchfall, Verstopfung, Übelkeit, Appetitlosigkeit, Erbrechen, Zwerchfellkrämpfe, Müdigkeit und Schluckbeschwerden.

Reguliert und stärkt die Lungen

Behandelt Asthma, Husten und Kurzatmigkeit.

Reguliert und befeuchtet den Darm

Behandelt Verstopfung und Durchfall sowie Darmabszesse.

Reguliert und stärkt das Immunsystem

Behandelt Allergien, Erkältungen und Grippe sowie Nesselsucht.

Es behandelt darüber hinaus Knieschmerzen, Beinlähmung (siehe meinen Abschnitt über die Genesung nach einem Schlaganfall), Knieschwäche und Bluthochdruck.

Magen 36 ist einer der besten Punkte im Körper, um das Energieniveau zu verbessern. Es verbessert die Verdauung und lindert Müdigkeit. Es wird „Drei-Meilen-Bein“ genannt, weil das Sprichwort sagt, dass man auch dann, wenn man sich am Rande der Erschöpfung befindet und nicht mehr weitergehen kann, diesen Punkt behandeln und noch drei Meilen laufen kann.

~ 2 ~

Chinesische Medizin Kurzanleitung

Es ist zwar nicht notwendig, dass Sie die Theorie der chinesischen Medizin verstehen, um Akupressur anwenden zu können, aber ich möchte Ihnen dazu ein paar Informationen geben. Ich gebe dazu eine sehr allgemeine Erklärung, um dies einfach zu halten.

Diagnose in der chinesischen Medizin

Zu einer Diagnose der chinesischen Medizin gehört es, zahlreiche Fragen zu stellen. Diese Fragen sagen uns, wie Ihr Körper funktioniert. Es kann sein, dass die Fragen nicht im Zusammenhang mit Ihrer Erkrankung stehen, aber sie gehören zur chinesischen Medizin. Wir werden uns Ihre Zunge ansehen, um die allgemeine Farbe und Beschichtung sowie die Form zu erkennen. Wir messen Ihren Puls, was uns mehr Informationen über Ihre Gesundheit gibt.

In der chinesischen Medizin gibt es Dutzende von sogenannten Organmustern. Sie können eines haben, oder Sie können viele davon haben. Nachdem eine Diagnose gestellt wurde, wirkt die Akupunktur, um die zugrunde liegenden Ungleichgewichte zu behandeln. Symptome, die scheinbar nichts mit Ihrem Gesundheitsproblem zu tun haben, können für die Diagnose der Chinesischen Medizin sehr wichtig sein. Die Symptome verschwinden, wenn das zugrundeliegende Ungleichgewicht gelöst ist.

Yin und Yang

Vielleicht haben Sie von Yin und Yang gehört und sich gefragt, was sie sind. Die Theorie, die ihnen zugrunde liegt, ist ziemlich umfangreich, aber ich möchte, dass Sie eine grundlegende Vorstellung davon haben, was sie sind, denn bestimmte Akupunktur-Punkte behandeln das Yin, und einige behandeln das Yang.

Stellen Sie sich das Yang als heiß, trocken und als Energie vor. Es hat mit dem Antrieb zu tun, und Testosteron kann damit in Verbindung gebracht werden. Wenn wir älter werden, verschlechtern sich unsere Nieren. Das führt zu einem Rückgang der Hormone. Yin ist das kühle und feuchte. Yin korreliert mit Östrogen.

Yin und Yang müssen ausreichend sein, damit der Körper gesund ist. Es gibt viele pflanzliche Tonika, die in der chinesischen Medizin verwendet werden, um das Yin und Yang der Nieren zu stärken und die Gesundheit im Alter zu verbessern.

Bitte denken Sie daran, dass nur ein Symptom notwendig ist, um anzuzeigen, dass das Organmuster für ein Gesundheitsproblem relevant ist. In vielen Fällen ist das alles, was jemand haben wird, ein einziges Symptom. Diese Symptome werden mit anderen Faktoren wie Puls und Zunge kombiniert, um ein vollständiges Bild zu erhalten. Dies ist ein Ausgangspunkt für die Diagnose.

Nieren-Organ-Muster

Die häufigsten Ungleichgewichte in der Niere sind ein Yin- oder Yang-Mangel in der Niere. In der Theorie der chinesischen Medizin sind die Nieren die Wurzel Ihrer Gesundheit. Wenn Sie Ihre Nieren gesund erhalten können, ist die Wahrscheinlichkeit, dass Sie krank werden, geringer.

Yang-Mangel der Niere

Zu den häufigen Symptomen eines Yang-Mangels der Nieren gehören Schmerzen im unteren Rückenbereich, schwache oder schmerzende Knie, schwache Beine, Kältegefühl, wenn andere sich wohl fühlen, Impotenz, vorzeitige Ejakulation, Müdigkeit, häufiges oder übermäßiges Wasserlassen, Apathie, Schwellungen in den Beinen und Fruchtbarkeitsprobleme.

Yin-Mangel der Niere

Häufige Symptome eines Yin-Mangels in der Niere sind Schwindel, Tinnitus, schlechtes Gedächtnis, Hörprobleme oder Taubheit, nächtliche Mundtrockenheit, Durst, Schmerzen im unteren Rücken, Knochenschmerzen, Schlaflosigkeit und nächtlicher Schweißausbruch. Ein Yin-Mangel in der Niere kann mit einem Östrogenmangel korreliert werden.

Milz- und Magen-Organmuster

Die Milz ist in der Theorie der chinesischen Medizin völlig anders als deren Funktion in der westlichen Medizin. Die Milz in der chinesischen Medizin wird mit Verdauung und Energieproduktion in Verbindung gebracht. Das häufigste Ungleichgewicht ist der Qi-Mangel der Milz.

Magen-Feuer

Zu den Symptomen von Magen-Feuer gehören ein brennender Schmerz im Magenbereich, Durst nach kalten Getränken, ständiger Hunger, Zahnfleischbluten, Säure-Reflux, Verstopfung, Erbrechen nach dem Essen und Mundgeruch. Dieses Muster ist nicht häufig, aber es ähnelt der Gastritis, einer Magenentzündung.

Qi-Mangel der Milz

Eine schwache Milz kann Appetitlosigkeit, Bauchblähungen nach dem Essen, Müdigkeit, blasse Hautfarbe, schwache Arme und Beine und weicher Stuhlgang verursachen. Eine Milzschwäche kann auch dazu führen, dass überschüssige Flüssigkeit im Körper zurückgehalten wird.

Herz-Organmuster

Das Herz ist von allen Emotionen betroffen. Ein Ungleichgewicht des Herzens verursacht oft Angstzustände und Schlaflosigkeit.

Qi-Mangel des Herzens

Wenn die Energie des Herzens schwach ist, kann es zu Herzklopfen, Kurzatmigkeit bei Anstrengung, ungewöhnlichem Schwitzen, blassem Gesicht und Müdigkeit führen. Herzklopfen ist, wenn Sie Ihr Herz schlagen fühlen.

Lungen-Organmuster

Die Lunge kann mit Akupunktur behandelt werden, um Erkältungen und Grippe zu beheben, Asthma, Bronchitis und alle mit der Lunge verbundenen Beschwerden zu behandeln. Starke Lungen sorgen für ein gesundes Energieniveau.

Qi-Mangel der Lunge

Ein Qi-Mangel der Lunge bedeutet, dass die Lungenfunktion schwach ist, was zu Kurzatmigkeit, Husten, einer schwachen Stimme und einer Abneigung gegen das Sprechen führen kann. Dies kann auch eine Nebenwirkung einer Erkältung oder Grippe sein. Der Husten während einer Erkältung schwächt die Lunge, was zu chronisch schwachem Husten führen kann.

Leber-Organmuster

Die Theorie der Leber in der chinesischen Medizin unterscheidet sich stark von der Theorie der modernen Medizin. Die Leber ist von Stress betroffen. Regelmäßiger Stress verursacht ein Energieungleichgewicht der Leber.

Stagnation des Leber-Qi

Stagnation des Leber-Qi verursacht Reiz- oder Stressgefühle, Seufzen, Schluckauf, Depressionen, Übelkeit, Erbrechen, Sodbrennen, Aufstoßen, Schluckbeschwerden, unregelmäßige Perioden, schmerzhafte Perioden, Völlegefühl in der Brust und Knoten in der Brust oder unter den Armen.

Leber-Feuer

Leberfeuer verursacht schwere Reizbarkeit, plötzliche Wutausbrüche, Tinnitus und Kopfschmerzen an der Seite des Kopfes, Schwindel, Durst, bitteren Geschmack und ein plötzliches Erröten, wenn man wütend ist. Leber 2 ist der beste Punkt bei Leber-Feuer.

Akupunktur während der Schwangerschaft

Es gibt Punkte, die während der Schwangerschaft nicht angewendet werden dürfen. Sie werden feststellen, dass verschiedene Quellen unterschiedliche Punkte zitieren. Die am häufigsten genannten Punkte, die während der Schwangerschaft vermieden werden sollten, sind Milz 6, Dickdarm 4, Ren 4, Blase 31, 32, 33, 34, Gallenblase 21 und Blase 60. Diese Punkte sind während der Schwangerschaft kontraindiziert, was bedeutet, dass sie während der Schwangerschaft vermieden werden sollten. Wenn Sie schwanger sind, wenden Sie sich bitte an einen zugelassenen Akupunkteur.

~ 3 ~

Wie Sie Akupressur für sich wirksam anwenden können

In der chinesischen Medizin gibt es einen Ausdruck namens „Das Qi aufbauen“. Das bedeutet, dass bei der Stimulation eines Punktes, sei es durch eine Nadel oder durch die Finger, der Punkt aktiviert werden muss. Wenn Sie nur eine Minute lang drücken, ist der Punkt wahrscheinlich nicht genug aktiviert worden, um eine Wirkung zu erzielen.

Das Empfinden von Qi

Bei der Akupressur haben Sie nicht dieselbe Art von Empfindungen wie bei der Akupunktur. Die wahrscheinlichste Empfindung ist ein leichtes Taubheitsgefühl, wenn Sie schon eine Weile an dem Punkt gearbeitet haben. Zu den Empfindungen, die Sie fühlen könnten, gehören Juckreiz, Kribbeln, Taubheit, Schmerz und Wärme.

Wenn die Akupunktur durchgeführt wird, werden die Nadeln etwa 30 Minuten lang an Ort und Stelle belassen. In einigen Fällen werden sie für weniger Zeit belassen, aber das ist eine übliche Zeitspanne. Wenn ich Patienten behandle, lasse ich die Nadeln für mindestens 20 Minuten sitzen. Wenn ich verspannte Rückenmuskeln behandle, lasse ich die Nadeln unter Umständen etwas länger drin, weil diese Person etwas länger braucht, damit sich die Muskeln entspannen können. Die normale physiologische Reaktion auf eine Akupunkturnadel, die in einen verspannten Muskel eingeführt wird, besteht darin, dass sich der Muskel nach etwa 30 Minuten entspannt.

Die Wirkung, die Sie durch die Akupunktur erzielen, kann Sekunden dauern, aber Sie werden feststellen, dass Ihr Körper im

Laufe des Tages weiter reagiert, und am nächsten Tag könnte es Ihnen deutlich besser gehen. Dies gilt insbesondere bei der Behandlung verspannter Muskeln. Es dauert ein wenig, bis sich der Körper an die Behandlung gewöhnt hat.

Wenn Sie Akupressur anwenden, müssen Sie lange genug drücken, um den Punkt zu aktivieren. Es sind nach meiner Erfahrung mindestens fünf Minuten. Normalerweise drücke ich fünf Minuten lang auf eine Seite und wechsle dann auf die andere Seite. Ich könnte also mit Dickdarm 4 auf der linken Hand beginnen, fünf Minuten lang massieren oder drücken und dann die rechte Hand fünf Minuten lang behandeln.

Bei der Akupressur würde ich bei Dingen wie Allergien oder Verstopfung innerhalb einer Stunde einige Ergebnisse erwarten. Wenn Sie Hormon- oder Verdauungsprobleme behandeln, sehen Sie vielleicht keine Anzeichen dafür, dass es funktioniert, aber die Ergebnisse werden nach einer Woche deutlicher sein.

Ihre Reaktion und Heilungsrate hängen davon ab, wie viele Beschwerden Ihr Körper heilen muss und wie schlimm es ist. Wenn Sie seit 10 Jahren ein Problem haben, dauert es länger als die Behandlung von etwas, das Sie an diesem Tag bekommen haben, wie zum Beispiel eine allergische Reaktion. Wenn Ihr allgemeiner Gesundheitszustand ziemlich gut ist, werden Sie schneller Ergebnisse sehen. Lassen Sie sich davon nicht entmutigen. Sie fangen jetzt damit an. Sie werden sich weiter verbessern, wenn Sie nicht aufgeben.

Häufigkeit der Behandlung

In China wird die Akupunktur täglich durchgeführt, und eine Serie von 10 Behandlungen gilt als eine Behandlungsserie. In chinesischen Krankenhäusern wird die Behandlung zweimal täglich durchgeführt und chinesische Kräutermedizin verschrieben. Im Westen neigen Akupunkteure dazu, Patienten zweimal wöchentlich zu behandeln. Wenn ein Patient es eilig hat, gesund zu werden, könnten wir mehr als zweimal pro Woche behandeln, um schneller Ergebnisse zu erzielen, aber das ist nicht üblich. Wenn meine Familie krank ist, behandle ich sie in der Regel mindestens einmal am Tag, zweimal, wenn wir es einrichten können.

In einigen Fällen können Patienten nur einmal pro Woche akupunktiert werden. Es geht ihnen trotzdem besser! Es wird etwas länger dauern, die Ursache ihrer Gesundheitsprobleme zu beheben, aber sie werden sich mit der Zeit weiter verbessern, und es gibt keinen Grund, bei Ihren Gesundheitsproblemen auf eine Akupunkturbehandlung zu verzichten, wenn Sie nicht so oft gehen können, wie Sie wollen. Ihr Akupunkteur wird mit Ihnen zusammen erarbeiten, was Sie tun können und wollen, um die bestmöglichen Ergebnisse zu erzielen.

Punkt-Aktivierung

Es gibt mehrere Möglichkeiten, Punkte zu aktivieren. Sie können einfach Ihre Finger benutzen und auf die Punkte drücken, was am einfachsten ist, und es funktioniert. Wenn Sie andere Methoden ausprobieren möchten, ist ein Mini-Massagegerät eine gute Option. Diese Massagegeräte kosten etwa 10 Dollar. Die besten Massagegeräte haben mehrere Köpfe. Ich habe mit ihnen experimentiert und fand heraus, dass der Kopf mit den meisten Zinken darauf für die Akupressur am effektivsten ist.

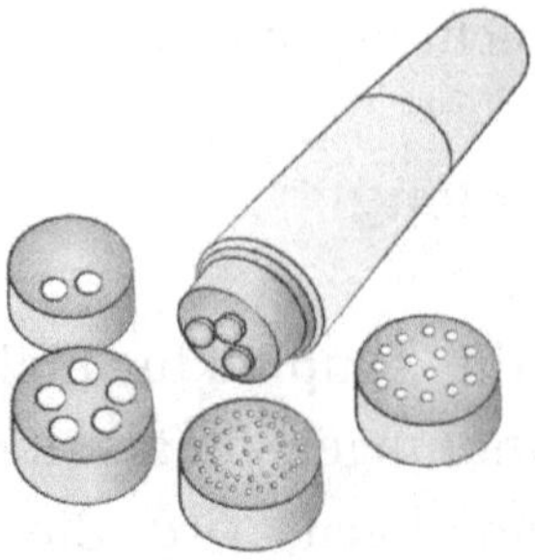

Vaccaria-Samen

Vaccaria-Samen sind eine weitere Möglichkeit, die Punkte zu stimulieren. Hierbei handelt es sich um einen Samen, der auf ein kleines Stück Klebeband gelegt wird. Es wird oft für die Ohr-Akupressur verwendet, kann aber auch für andere Punkte verwendet werden. Frauen verwenden häufig Akupressur-Armbänder auf Pericardium 6, um Übelkeit während der Schwangerschaft zu lindern. Ich habe andere Akupressur-Bänder gesehen, die zur Behandlung anderer Akupunktur-Punkte bestimmt sind.

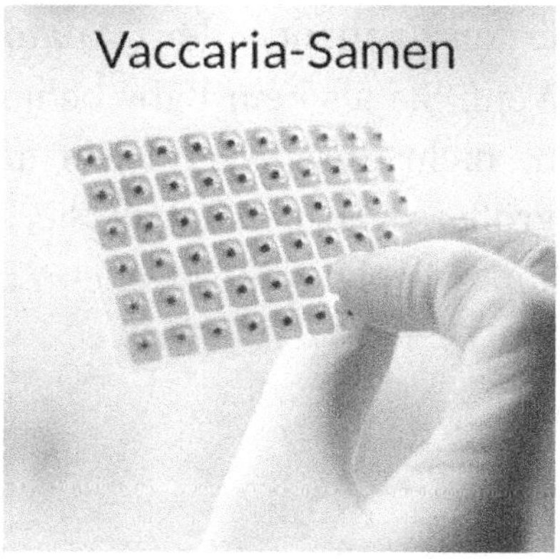

Der Körper ist zweiseitig

Die Meridiane befinden sich auf beiden Seiten des Körpers, mit Ausnahme der Meridiane, die in der Körpermitte verlaufen. Sie können beide Seiten behandeln oder nur eine auswählen. Wenn Sie Schmerzen behandeln, ist es manchmal besser, die entgegengesetzte Seite des Schmerzes zu behandeln. Denn wenn Sie verletzt sind, ist die betroffene Stelle oft stark geschwollen. Der geschwollene Bereich kann sich durch die Behandlung verschlimmern. Die Behandlung der Gegenseite bringt in diesem Fall die besten Ergebnisse.

~ 4 ~

Wie man Akupressur-Punkte lokalisiert

Akupunktur-Punkte werden entweder mit Hilfe von Knochen, anatomischen Bereichen wie den Knieaugen, der Ellenbogenfalte, dem Bauchnabel, dem Knöchel auf der Beininnenseite oder auch durch Messen von diesen Bereichen aus lokalisiert.

Die Lage der Punkte wird durch Messen einer Entfernung von einer Orientierungsstelle bestimmt. Die verwendeten Messungen werden anhand der Anatomie des Patienten durchgeführt. Wenn Sie also ein Baby behandeln, verwenden Sie deren zwei cun, nicht Ihre. Wenn Sie als Frau einen Mann behandeln, der größere Knochen hat als Sie, können Sie mit seinen Fingern feststellen, wie viel seine zwei cun im Vergleich zu Ihren zwei cun sind.

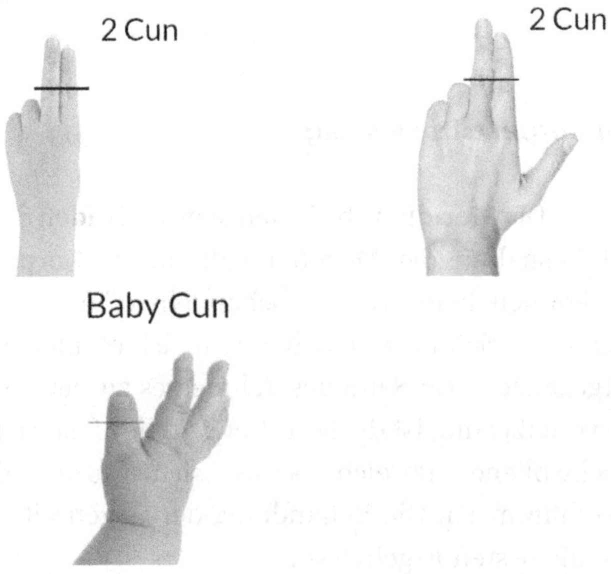

Die erste Maßeinheit wird cun genannt. Es wird „Soon“ ausgesprochen. Es ist die Breite Ihres Daumenknöchels.

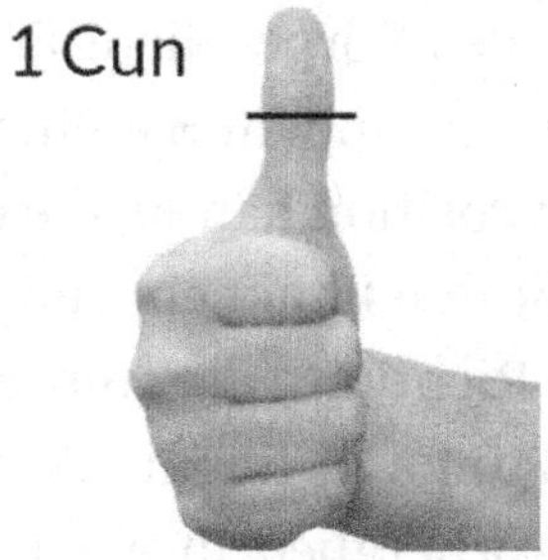

Die nächste Abmessung ist 2 cun, dann 3 und 4 cun. Wenn Sie über 4 cun zählen müssen, können Sie nach Bedarf Einheiten hinzufügen.

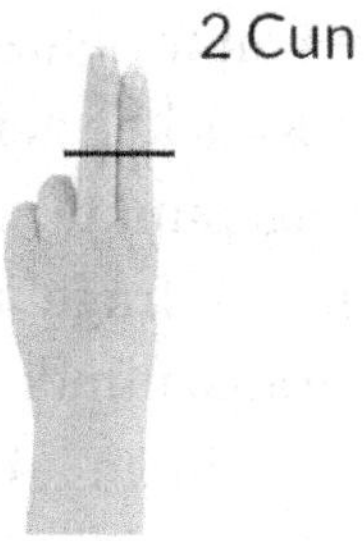

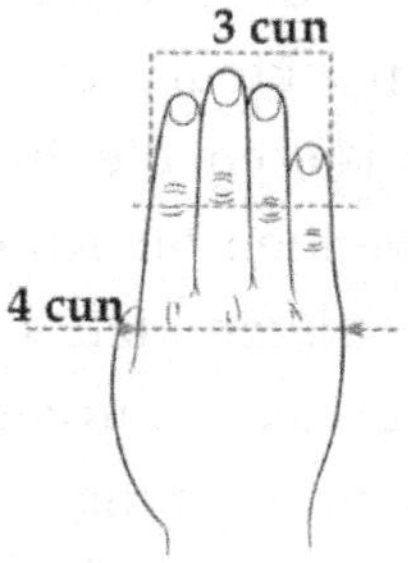

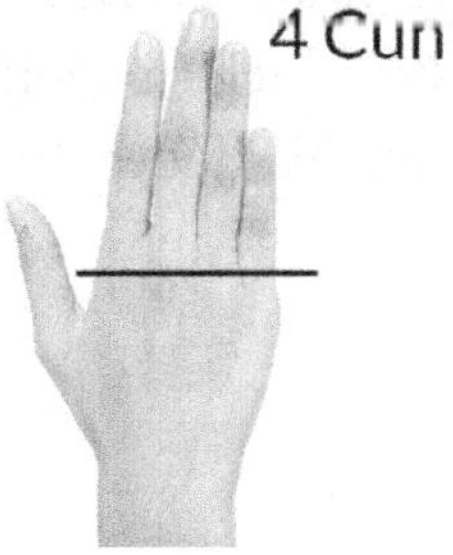

Achten Sie darauf, dass Sie beim Messen der Punkte den gleichen Knöchel verwenden und Ihre Hand in der richtigen Position halten. Für die meisten Punkte wird dies keine Rolle spielen, falls es doch eine Rolle spielt, erwähne ich es in den Anmerkungen zu jedem Leiden. Pericardium 6 wird oft nicht richtig gemessen. Es lässt sich am einfachsten mit 2 Fingern, gemessen ab der Handgelenksfalte, lokalisieren.

Sie werden feststellen, dass sich die Lage des Punktes ändern kann, wenn sich die Position des Körperglieds ändert. Sie können dies an sich selbst ausprobieren, indem Sie einen Punkt finden, indem Sie Ihren Arm in einer Position halten, die dem Bild in diesem Buch entspricht. Kreisen Sie den Punkt ein und bewegen Sie dann Ihren Arm in eine andere Richtung, Sie werden sehen, wie schwierig es sein kann, einen Punkt zu finden. Aus diesem Grund wird jeder Punkt mit dem Körperglied in einer genauen Position lokalisiert.

Fotografien vs. Strichzeichnungen

Die meisten Bilder in diesem Buch sind Fotografien. Akupunkteure lernen, Punkte mit Hilfe von Strichzeichnungen zu lokalisieren, die die darunter liegenden Knochen zeigen, denn wir verwenden oft Knochen als Orientierungspunkte, um Punkte zu lokalisieren. Ich habe eine informelle Umfrage unter meinen Patienten durchgeführt, um herauszufinden, ob sie Linienzeichnungen oder Fotos mit einem Punkt darauf bevorzugen. Sie bevorzugten die Fotografien. Wenn die Punktlokalisierung schwierig ist, habe ich kleinere Linienzeichnungen neben die Fotos gesetzt, um es deutlicher zu machen.

Cun-Messungen

Es ist ein einfach zu handhabendes Buch, dem ich die Bilder der cun-Messungen beigefügt habe, wo sie benötigt werden. Dadurch soll verhindert werden, dass Sie im Buch hin und her blättern müssen, um sich zu merken, was 2 cun sind.

Punkt-Durchmesser

Machen Sie sich keine allzu großen Sorgen um die genaue Lokalisierung des Punktes. Die Punkte sind nicht stecknadelkopfgroß. Sie haben Spielraum bei der Lokalisierung Ihres Punktes. Es ist in Ordnung, auch wenn Sie ein wenig daneben liegen. Das Bild unten zeigt eine Vorstellung davon, wie groß die Punktfläche ist. Das ist auch ein Grund, warum die „Scheinakupunktur" oft funktioniert. Es ist schwer, einen Akupunktur-Punkt nicht zu behandeln, selbst wenn man es versucht.

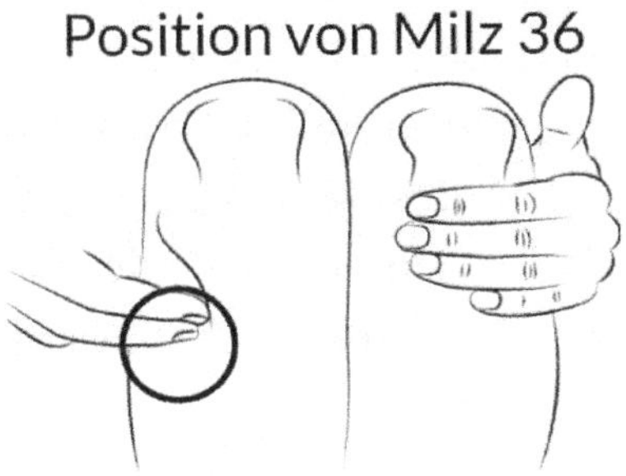

Punkt-Durchmesser

~ 5 ~

Wie Akupunktur und Akupressur Schmerzen behandeln

Akupunktur lindert Schmerzen auf vielfältige Weise. Der erste Weg führt über das Meridiansystem. Dabei wird der Ort des Schmerzes bestimmt. Der betroffene Meridian wird behandelt, wodurch die Durchblutung in diesem Meridian wiederhergestellt wird.

Wenn Sie z.B. Armschmerzen haben, können wir oft den Dickdarmmeridian behandeln, um den Schmerz zu beseitigen. Dieser Meridian stellt die Durchblutung im Arm deutlich wieder her. Beachten Sie den Verlauf des Meridians vom Ende des Zeigefingers bis zur Nase. Jeder Schmerz auf diesem Weg kann durch die Aktivierung von Punkten auf diesem Meridian behandelt werden.

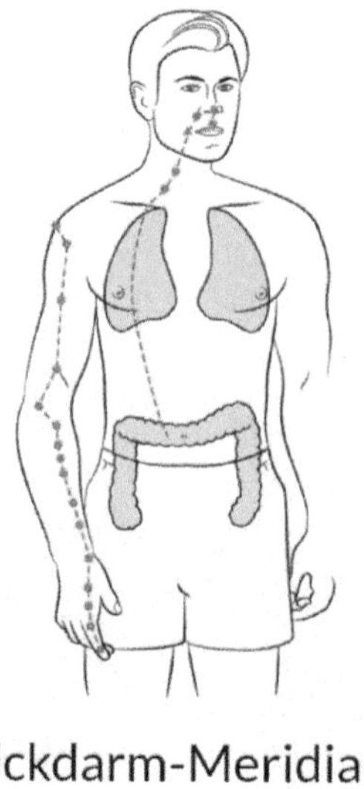

Dickdarm-Meridian

Neben der Behandlung von Schmerzen über den betroffenen Meridian können auch andere Meridiane behandelt werden, die den Meridian, in dem der Schmerz lokalisiert ist, ausgleichen. Wenn der Schmerz also auf dem Du-Meridian liegt, kann der Ren-Meridian zur Behandlung verwendet werden.

Es gibt weitere Punkte, die zur Schmerzbehandlung verwendet werden. Es gibt über 100 Punkte auf dem Körper, die Rückenschmerzen behandeln. Das liegt daran, dass so viele Meridiane über den Rücken verlaufen, dass die Behandlung dieser Meridiane oder anderer Meridiane, die sich auf diese auswirken, die Durchblutung im Rücken wiederherstellen kann.

Es ist nicht notwendig, dass es für Sie Sinn macht, Akupressur-Punkte zu verwenden.

Der Blasen-Meridian ist häufig bei Rückenschmerzen beteiligt. Sie können den Grund dafür erkennen, wenn Sie sehen, dass auf beiden Seiten der Wirbelsäule zwei Blasenlinien verlaufen.

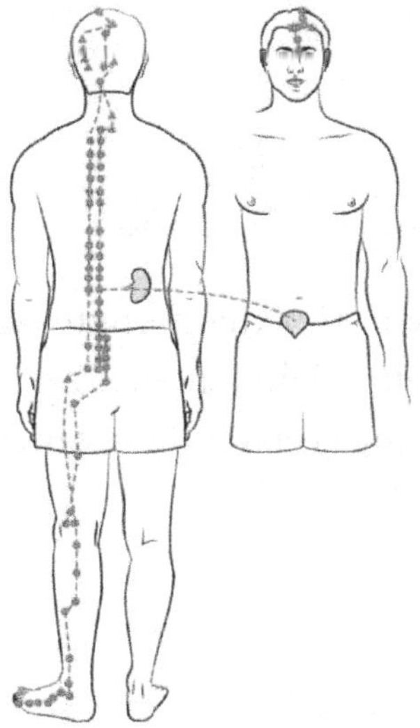

Blasen-Meridian

Auf dem Meridian-Bild des Gallenblasen-Meridians können Sie sehen, wie sowohl Ischias als auch Migräne durch eine Blockade dieses Meridians verursacht werden können. Beachten Sie, wie sich der Meridian um die Seite des Kopfes windet und auch von der Hüfte bis zum Bein hinunter ausstrahlt. Das ist ein üblicher Ort für Ischias.

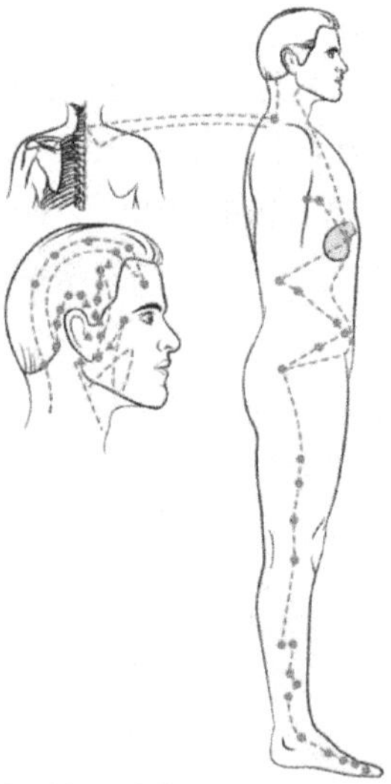

Gallenblasen-Meridian

Gallenblasen-Meridian am Kopf

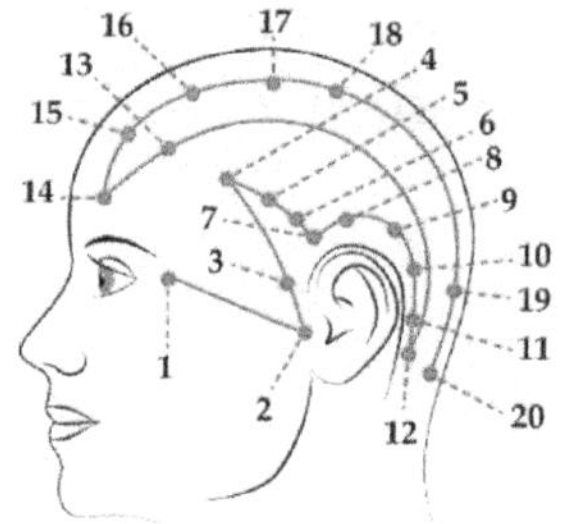

Die Gallenblasen-Meridianpunkte am Fuß können auch zur Behandlung von Schmerzen an den Gallenblasen-Meridianpunkten am Kopf verwendet werden.

Gallenblasen-Meridian am Fuß

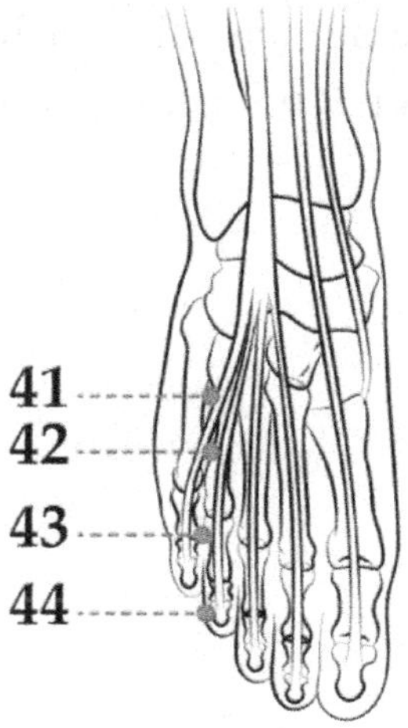

Lokale Bereiche

Neben der Verwendung der Meridianbahnen zur Schmerzbehandlung kann die Behandlung auch im Schmerzbereich durchgeführt werden. In der Theorie der chinesischen Medizin werden Schmerzen durch eine blockierte Zirkulation verursacht. Wenn die Durchblutung wiederhergestellt ist, kann das Gewebe ausreichend Sauerstoff und andere Nährstoffe erhalten, um normal zu funktionieren. Ein angespannter Muskel an einer beliebigen Stelle des Körpers kann Druck auf Nerven und Blutgefässe ausüben, was in einem anderen Teil des Körpers schmerzen kann. Aus diesem Grund können Nackenschmerzen so schädlich sein. Der Kopf muss ausreichend durchblutet werden, um schmerzfrei zu sein.

Wenn die Nackenmuskeln verspannt sind, kann dies den gesunden Blutfluss zu den Nerven, die die Ohren versorgen, oder zu allem, was sich auf Ihrem Kopf befindet, blockieren. Wenn der Nacken und die Schultern verspannt sind oder Schmerzen verursachen, sollten sie behandelt werden, um jedes Problem am Kopf zu lösen.

Sie müssen sich keine dieser Informationen merken, um Akupressur anwenden zu können. Ich habe für jede Art von

Schmerzen die wirksamsten Akupressur-Punkte ausgewählt. Einige der Akupunktur-Punkte, die für die Akupunktur verwendet werden können, lassen sich nicht ohne weiteres für die Akupressur verwenden, deshalb habe ich die leicht zu findenden und wirksamsten Akupunktur-Punkte ausgewählt.

~ 6 ~

Ohr-Akupressur erklärt

Die Ohrakupressur kann zur Behandlung jeder Art von Beschwerden eingesetzt werden. Es ist besonders beliebt, um Schmerzen zu behandeln. Alles, was Sie tun müssen, ist, sich ein Ohrdiagramm anzusehen, um festzustellen, wo der jeweilige Körperteil auf dem Ohr dargestellt ist. Sie können einen Vaccaria-Ohrsamen auf diese Stelle auftragen und darauf drücken. Das Pellet bleibt ein oder zwei Tage lang auf dem Ohr und löst sich nach dem Haarewaschen ab. Sie sollten die Stelle mit Alkohol reinigen, bevor Sie den Samen auftragen.

Wenn Sie auf den Samen drücken, achten Sie darauf, nicht zu stark zu drücken. Es ist zwar nicht üblich, aber ich hatte schon einmal eine Patientin, die so fest auf das Ohr drückte, dass die Haut durchbrach. Wenn die Haut verletzt ist, könnte sich der Bereich infizieren. Ein sanfter Druck ist alles, was nötig ist.

Der menschliche Körper ist auf dem Ohr abgebildet und Es sieht aus wie ein auf dem Kopf liegendes Baby. Es gibt verschiedene Systeme der Ohr-Akupunktur. Die Franzosen haben ein System und es gibt ein chinesisches System. Wie bei der Akupunktur im Allgemeinen gibt es viele Möglichkeiten, einen Menschen zu behandeln. Sie können Bücher über die Ohrmuschel-Akupunktur kaufen, wenn Sie sich eingehender damit befassen möchten.

Es gibt auch vorgefertigte Ohr-Akupressur-Sets, die die Samen und die Ohrkarten zu ihrer Anwendung enthalten. Es ist einfacher, jemanden anders zu behandeln, aber nicht so schwer, die Punkte zu finden, um den eigenen Hals und Rücken zu behandeln.

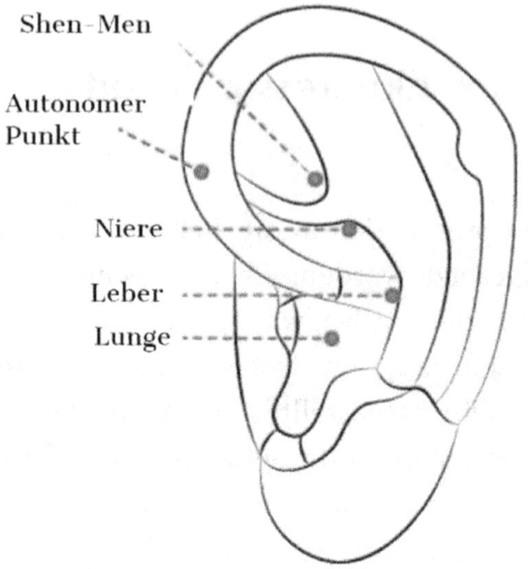
Shen-Men
Autonomer Punkt
Niere
Leber
Lunge

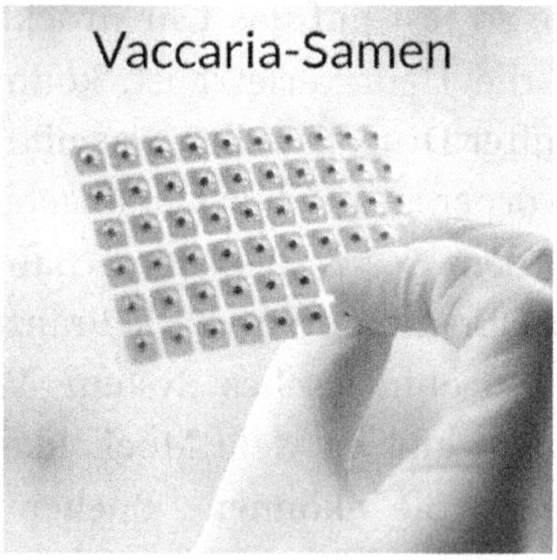
Vaccaria-Samen

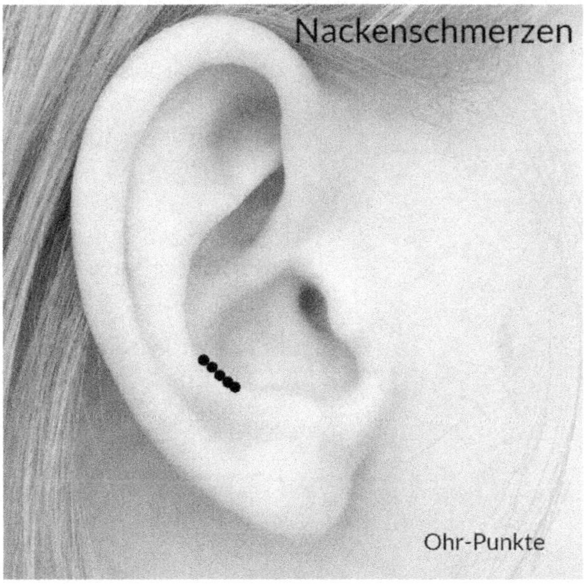

Dies sind die Punkte, die zur Behandlung des Halses verwendet werden. Weitere Informationen finden Sie im Kapitel Nackenschmerzen.

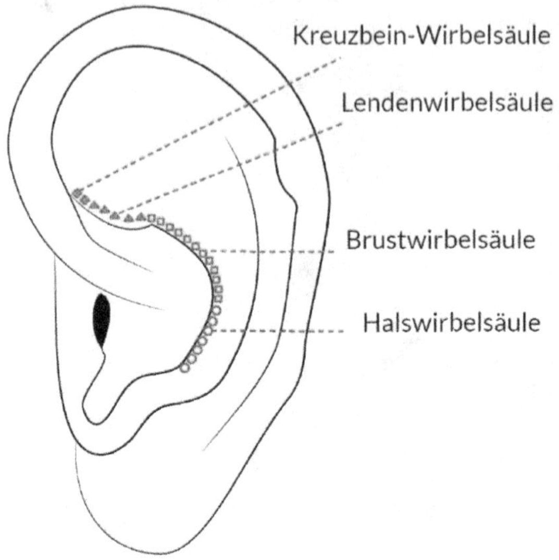

Der Bereich der Halswirbelsäule entspricht dem Nacken. Die Brustwirbelsäule entspricht der Rückenmitte und die Lendenwirbelsäule entspricht dem unteren Rücken.

Wenn ich das Ohr mit Akupressurkügelchen behandle, wechsle ich die Ohren ab. Eine Behandlung ist das linke Ohr, die nächste das rechte Ohr. Die Punkte sprechen nicht länger auf die Kügelchen an, und sie brauchen eine Pause. Mit dieser Art der Behandlung können Sie ausgezeichnete Ergebnisse erzielen.

Wenn Sie mein Akupunkturpunkt-Buch *Handbuch der Akupunktur-Punkte* gelesen haben, werden Sie sich daran erinnern, dass ich Bilder von Magnetkügelchen und Sakamura-Kügelchen hatte. Ich empfehle jetzt nur noch Vaccaria-Samen, weil sie einfacher zu verwenden sind. Die Samen sind größer und erfordern weniger Erfahrung, um sie anzuwenden.

~ 7~

Akupunktur-Meridiane

Es gibt 14 regelmäßige Akupunktur-Meridiane. Sie müssen nicht wissen, wo sich die Meridiane befinden, um Akupressur durchführen zu können, aber es ist gut, eine Referenz zu haben, damit Sie die Korrelation zu den Punkten und dem betroffenen Gebiet sehen können.

Die Meridiane sind:

Blase
Dickdarm
Dreifach-Brenner, Dreifach-Wärmer oder San Jiao
Du oder Lenker-Gefäß
Dünndarm
Gallenblase
Herz
Herzbeutel
Leber
Lunge
Magen
Milz
Niere
Ren oder Konzeptionsgefäß

Der Du-Meridian wird auch Lenker-Gefäß genannt, was der deutsche Name ist. Der Meridian Ren wird im Deutschen das Konzeptionsgefäß genannt. Der Dreifach-Brenner-Kanal wird Dreifach-Erwärmer genannt und der San-Jiao-Meridian im Chinesischen.

Einige Meridiane werden üblicherweise mit dem chinesischen Namen bezeichnet, andere mit dem deutschen

Namen. Sie werden sie in beide Richtungen sehen, je nach Ihrer Referenz und der Präferenz des Autors. Ein Meridian wird auch als Kanal bezeichnet, es ist dasselbe, nur mit einer anderen Terminologie.

Bitte beachten Sie, dass ich mich für die Bekleidung der Bilder entschieden habe. Deshalb habe ich die Genitalien und empfindliche Stellen auf den Bildern abgedeckt. Ich tat mein Bestes, um daraus ein Buch mit Jugendfreigabe zu machen. Die Frau in diesem Abschnitt trägt einen Badeanzug und der Mann eine Badehose.

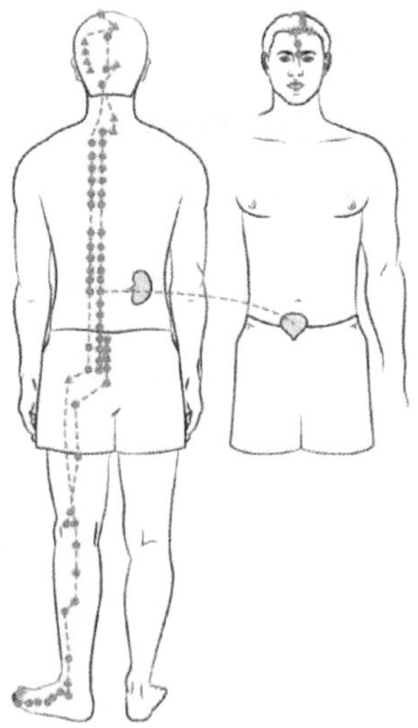

Blasen-Meridian

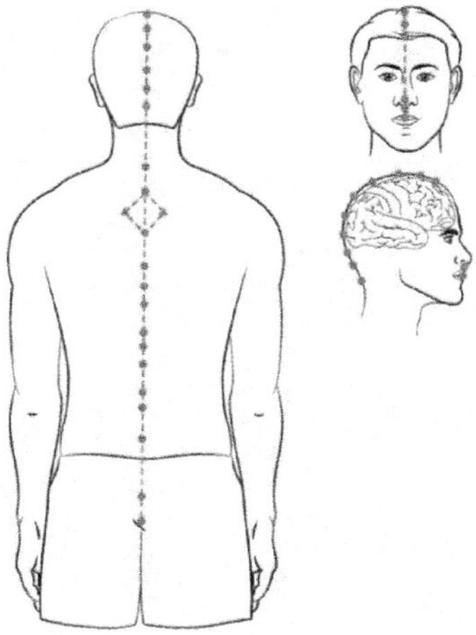

Du-Meridian

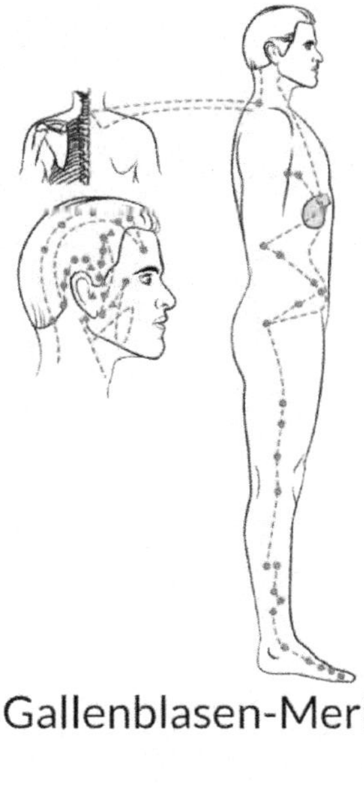

Gallenblasen-Meridian

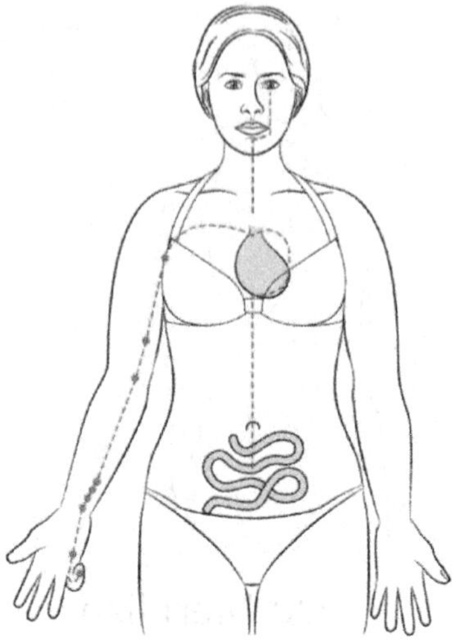

Herz-Meridian

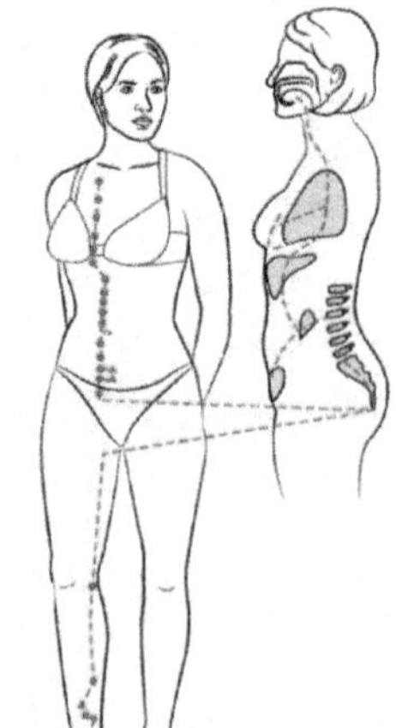

Nieren-Meridian

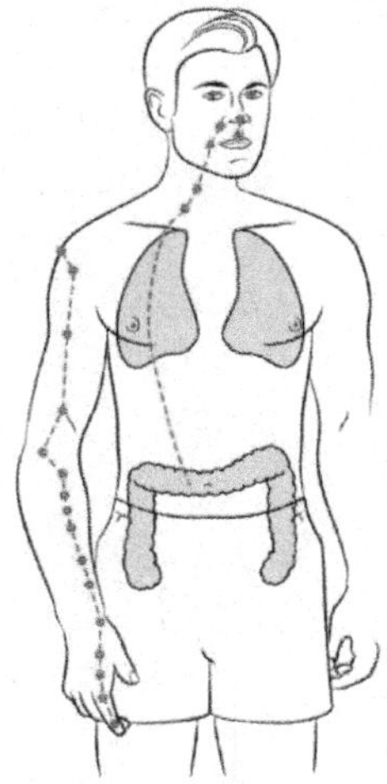

Dickdarm-Meridian

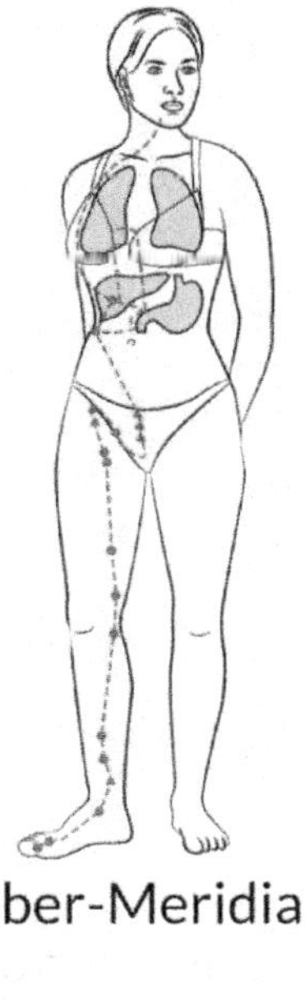

Leber-Meridian

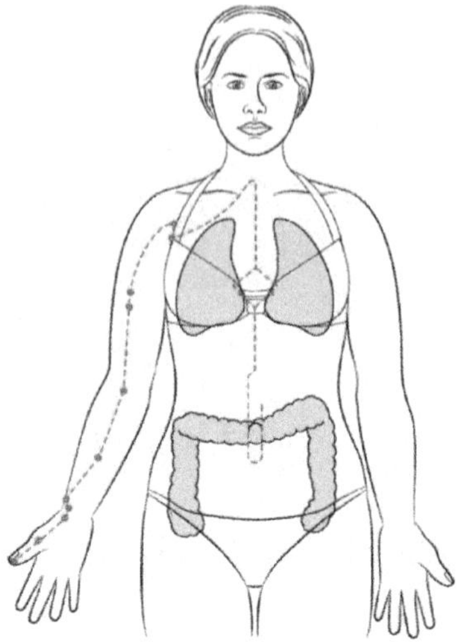

Lungen-Meridian

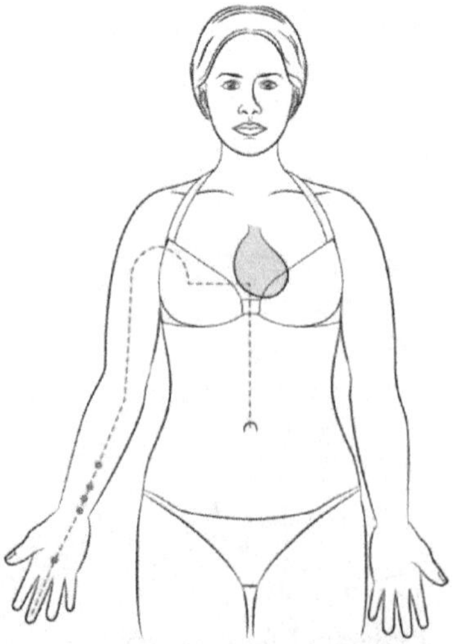

Pericardium-Meridian

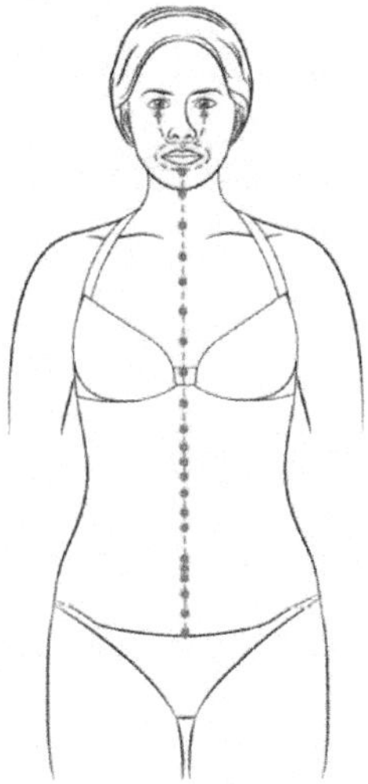

Ren-Meridian

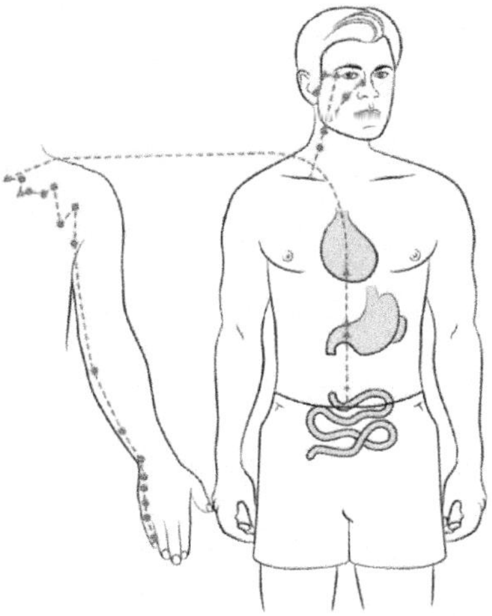

Dünndarm-Meridian

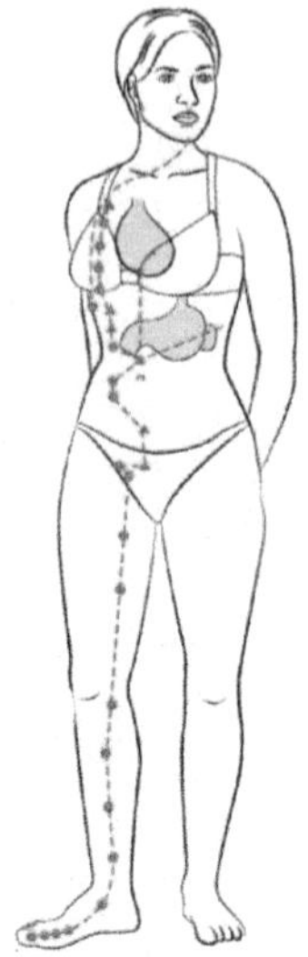

Milz-Meridian

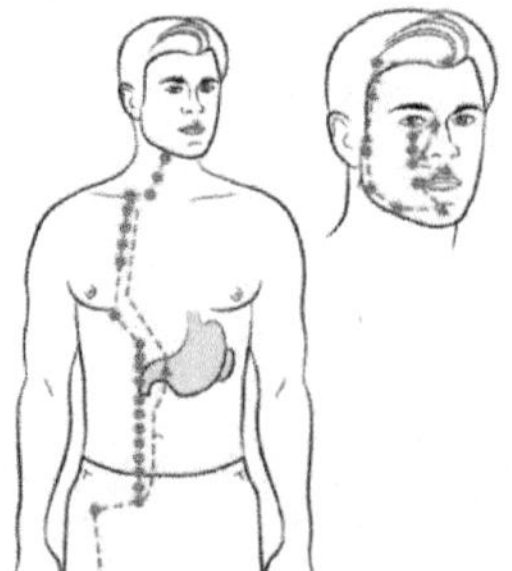

Magen-Meridian

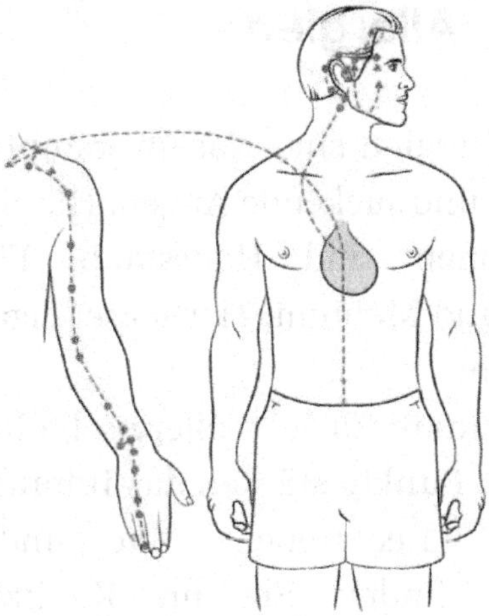

Dreifach-Brenner-Meridian

Allergien

Symptome von Allergien sind Nasenverstopfung, Niesen, deutlicher Nasenausfluss und juckende Augen. Häufige Ursachen für allergische Reaktionen sind Hausstaub, Fäkalien von Staubmilben, Schimmel und Mehltau, Tierhaare, Zigaretten- oder Zigarrenrauch und Parfüm.

Die wichtigsten Punkte für jede allergische Reaktion sind Dickdarm 4 und 11. Diese Punkte stärken das Immunsystem und können allergische Reaktionen vermindern. Bei Nebenhöhlensymptomen finden Sie im Kapitel über die Nebenhöhlen zusätzliche Punkte. Schmerzen im Gesicht werden oft durch eine Blockade der Nasennebenhöhlen verursacht.

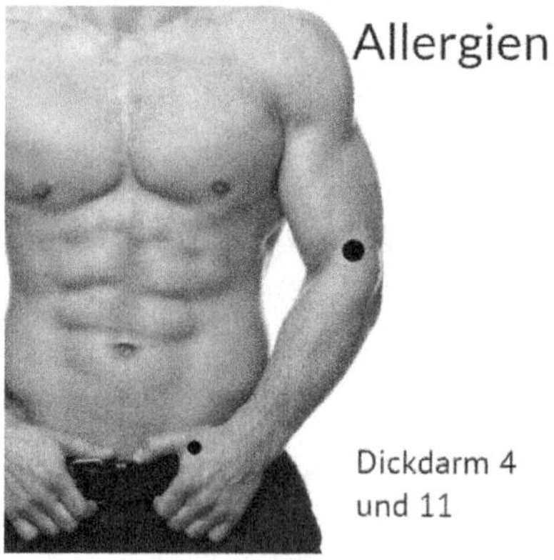

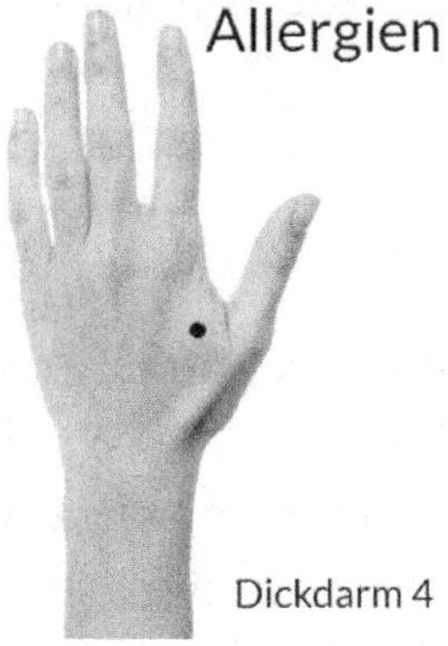

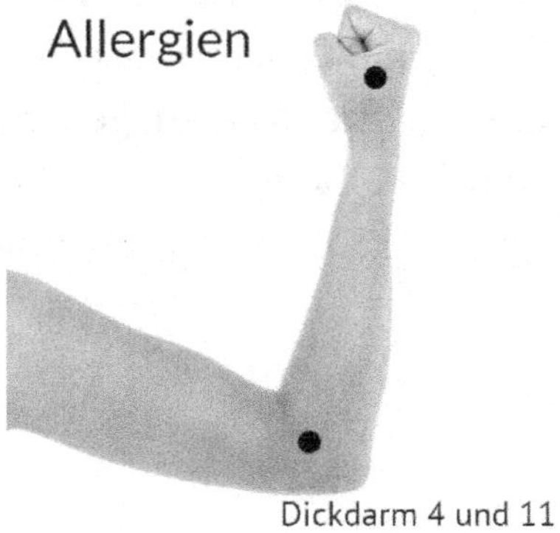

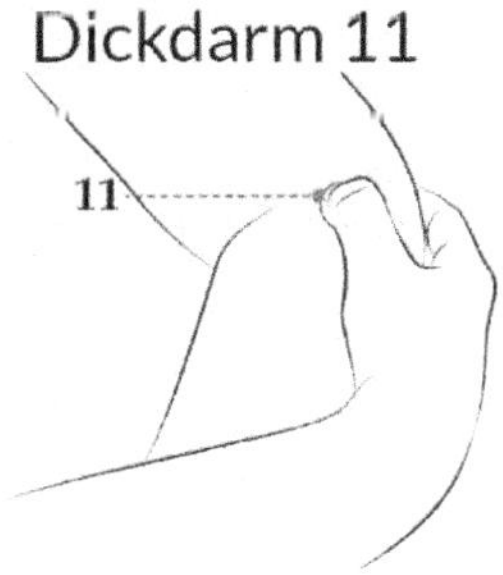

Ich habe mit diesen Punkten bei der Akupressur großartige Ergebnisse erzielt, als ich eine Reise nach Paris machte. Viele Leute rauchen in Paris. Als ich den Bürgersteig hinunterging, war ich sehr viel Rauch ausgesetzt und wurde jeden Tag krank. Ich führte täglich Akupressur an diesen Punkten durch und es beruhigte mein Immunsystem innerhalb von etwa einer Stunde.

Diese Punkte können bei jeder Art von allergischer Reaktion helfen.

Hinweise zur Behandlung

Es gibt beliebte Kräuterrezepturen, die Kräuter wie Astragalus und Magnolie enthalten. Jade Windscreen ist eine beliebte Rezeptur, die das Immunsystem stärkt, um Allergien zu reduzieren. Ich habe einen kleinen Jungen behandelt, der aufgrund seiner allergischen Reaktion nicht nach draußen gehen und spielen konnte. Ich verabreichte ihm ein pflanzliches Mittel namens Jade Windscreen, und innerhalb von etwa sechs Wochen hatte er kein Problem damit, nach draußen zu gehen. Kinder reagieren sehr schnell. Manche Menschen haben eine Verringerung der Allergien, wenn sie Probiotika einnehmen.

Angina

Angina ist ein Brustschmerz. Es gibt viele Ursachen für Brustschmerzen, und Verdauungsprobleme ahmen häufig die Symptome der Angina pectoris nach. Bei jeder Art von Brustschmerzen sollte immer Ihr Arzt konsultiert werden.

Ich habe gezögert, diese Informationen aufzunehmen, weil ich befürchtete, dass die Menschen sich selbst behandeln würden, ohne ihren Arzt zu konsultieren. Ich wollte jedoch Informationen darüber aufnehmen, wie die chinesische Medizin Angina pectoris behandelt. Diese Akupunktur-Punkte werden zur Behandlung zahlreicher Ursachen von Brustschmerzen eingesetzt. Wenn Sie zum Beispiel Brustschmerzen haben, die durch Magenprobleme verursacht werden, öffnet Pericardium 6 den Brustkorb, wodurch Probleme behandelt werden können, die durch ein Ungleichgewicht in Herz und Magen verursacht werden.

Herz 7 kann zur Behandlung von Schlaflosigkeit und Angstzuständen eingesetzt werden, es reguliert auch die Energie des Herzens. Herz 5 wird zur Regulierung der Herzrhythmik eingesetzt. Da sich Herz 5 eine cun von Herz 7 befindet, können Sie beide Punkte gleichzeitig behandeln.

Angina

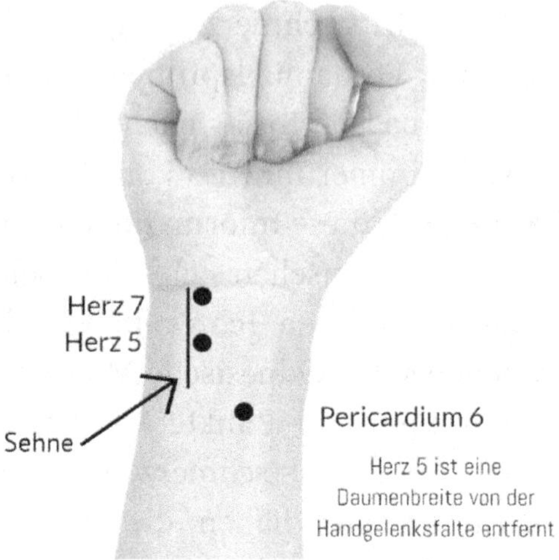

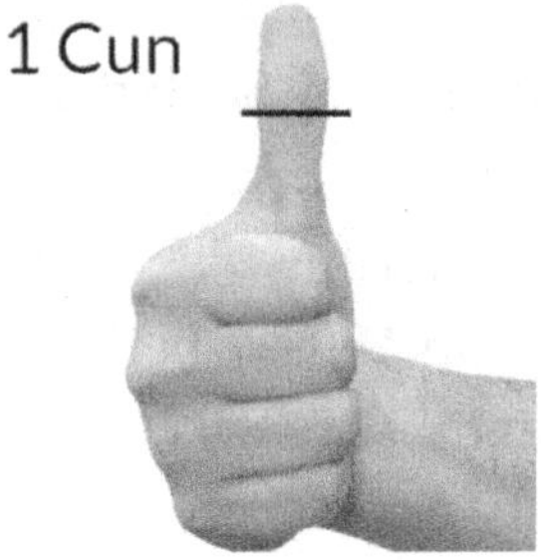

Hinweise zur Behandlung

Die Weißdornbeere wird seit vielen Jahren als sanftes Herztonikum verwendet und ist in Deutschland ein verschriebenes Arzneimittel. Linus Pauling erforschte, wie verstopfte Arterien mit Vitamin C, Lysin und Prolin behandelt werden können.

Es gibt Menschen, die gegen diese Theorie resistent sind, also werde ich sie einfach erwähnen, und Sie können selbst entscheiden. Seine Theorie lautete, dass die Plaqueansammlung in den Arterien durch einen Vitamin-C-Mangel verursacht wird.

Der Körper braucht Vitamin C, um gesundes Bindegewebe zu bilden. Ist es nicht ausreichend vorhanden, muss der Körper um dieses herum arbeiten, um die Arterien zu reparieren. Sie könnten in Erwägung ziehen, dazu etwas Forschung zu betreiben und mit Ihrem Arzt darüber zu sprechen.

Ein Kardiologe, Dr. Stephen Sinatra, hat ein Buch mit dem Titel Reverse Heart Disease Now („Jetzt die Herzkrankheit umkehren“) geschrieben. Es ist ihm gelungen, Herzkrankheiten durch Ernährungsumstellung und Nahrungsergänzungsmittel rückgängig zu machen. Er stimmt mit Dr. Pauling in seiner Vitamin-C-Theorie überein und empfiehlt zusätzliche Nahrungsergänzungsmittel für das Herz. Wenn Sie nicht genügend B-Vitamine haben, ist Ihr Homocysteinspiegel zu hoch. Er sagt, dass Homocystein „bei 20 bis 40 Prozent der Patienten mit Arterienerkrankungen der Hauptverursacher ist."

Zu den Herzpräparaten, die ich Patienten oft empfehle, gehören:

- Schafgarbe Ubiquinol 400 mg pro Tag.
- Garden of Life Rohe Multivitamine, sie sind die am besten absorbierten Vitamine, die Sie kaufen können. Ich kann einen Unterschied zwischen dieser Marke und sogar meinen anderen Lieblingsvitaminmarken spüren. Sie werden enzymatisch verarbeitet, so dass sie leicht resorbiert werden.
- Garden of Life Rohe B-Vitamine. Das ist besonders gut für Menschen mit adrenaler Müdigkeit, die durch Stress verursacht wird. Unser Körper verbrennt B-Vitamine und Vitamin C, wenn wir unter Stress stehen.
- Garden of Life Living Vitamin C. Dies ist ein natürliches Vitamin C mit allen entsprechenden Kofaktoren. Manche Menschen bevorzugen ein ganz natürliches Vitamin C.

- Tru-OPC's von Nature's Way. Dies ist ein Produkt, das von Jacques Masquelier erforscht und entwickelt wurde. Er entdeckte einen Traubenkernextrakt, der die Venen und Arterien und das gesamte Bindegewebe stärkt. Es verbessert auch die Qualität Ihrer Haut. Ich glaube, dass die Stärkung der Blutgefäße dazu beitragen kann, zahlreichen Gesundheitsproblemen vorzubeugen, die durch schwache Blutgefäße verursacht werden können. Schlaganfälle und Hirnaneurismen zum Beispiel, aber auch Krampfadern. Meine Patienten haben billigere Marken von Traubenkernextrakt aus Discount- und Mitgliedsgeschäften gekauft, haben aber überhaupt keinen Nutzen davon gehabt. Holen Sie einfach das Zeug, das wirkt!
- L-Carnitin hilft Ihrem Körper, Fett zur Energiegewinnung zu verbrennen, den Blutzuckerspiegel auszugleichen und die Herzfunktion zu verbessern. Ich mag Jarrow-Carnitin. Acetyl-L-Carnitin fördert die Gehirnfunktion.
- Krill-Öl hilft, Ihr Blut dünner zu halten und Entzündungen zu reduzieren. Es ist auch gut für Ihr Gehirn, da Ihr Gehirn hauptsächlich aus Fett besteht. Wenn Sie nicht genügend Omega-3-Öl erhalten, funktioniert Ihr Gehirn nicht so gut. Dr. Perricone hat viele Bücher über Anti-Aging geschrieben, und er empfiehlt Fischöl als eine der wichtigsten Nahrungsergänzungen, die Sie einnehmen sollten. Krill-Öl lässt sich leichter absorbieren, und es ist unwahrscheinlich, dass es nach der Einnahme ein Bäuerchen verursacht. Dr. Mercola war der erste, der Krillöl dem Fischöl vorgezogen hat. Manche Menschen können Fischöl ohne Probleme einnehmen, aber Krillöl wird leichter absorbiert.

Ein Freund von mir hatte einen Hund mit einem Herzproblem. Der Tierarzt sagte ihr, dass der Hund nicht mehr lange überleben würde. Sie gab dem Hund L-Carnitin, CoQ10 und Cayennepfeffer. Der Hund erholte sich und lebte viele Jahre lang. Sie tat die Ergänzungsmittel in ein Stück Fleisch, so dass er nichts dagegen hatte.

Dick Quinn hatte eine Bypass-Operation, was ihm keinen Nutzen brachte. Er schrieb ein Buch mit dem Titel „Left for Dead". Er benutzte Knoblauch und Cayennepfeffer, um seine Arterien zu reinigen. Er sagt, dass Knoblauch den Belag aufweicht und dass Cayenne die Blutplättchen schlüpfrig macht. Ich bin mir über die Wissenschaft dahinter nicht sicher, aber es ist etwas, worüber man nachdenken sollte. Ich mag Solaray Heart Blend SP-8. Es enthält Weißdornbeere, Mutterkraut, Rosmarin, Cayennepfeffer, Seetang, Heil-Ziest und Hirtentäschel. Manche Menschen haben Schwierigkeiten, Cayenne in voller Dosis einzunehmen, aber dieses Produkt enthält andere Kräuter, um die geringere Menge an Cayenne zu puffern.

Ich schlage auf keinen Fall vor, dass Sie aufhören, Ihren Kardiologen oder Arzt aufzusuchen. Ich wollte nur diese Informationen hinzufügen, damit Sie wissen, dass es viele natürliche Lösungen für Gesundheitsprobleme gibt. Ihr Arzt könnte sie nicht einmal vorschlagen, so dass Sie Ihre eigenen Nachforschungen anstellen müssten. Akzeptieren Sie einfach von niemandem ein Todesurteil. Niemand kann Ihnen sagen, was für Sie möglich ist, wenn Sie nicht aufgeben.

Angstzustände

Die chinesische Medizin ist erstaunlich in der Behandlung emotionaler Probleme. Emotionale Gesundheit und körperliche Gesundheit gehen Hand in Hand. Emotionale Probleme haben eine Wurzel in körperlichen Problemen. Das körperliche Ungleichgewicht kann mit Akupunktur und chinesischen Kräutern behandelt werden, wodurch die emotionalen Probleme gelöst werden können.

Der erste Punkt zur Behandlung von Angstzuständen ist Herz 7. Es beruhigt den Geist. Pericardium 6 ist ebenfalls eine gute Option. Beide Punkte behandeln Schlaflosigkeit und Angstzustände. Pericardium 6 ist 2 cun von der Handgelenksfalte entfernt, in der Mitte des Arms.

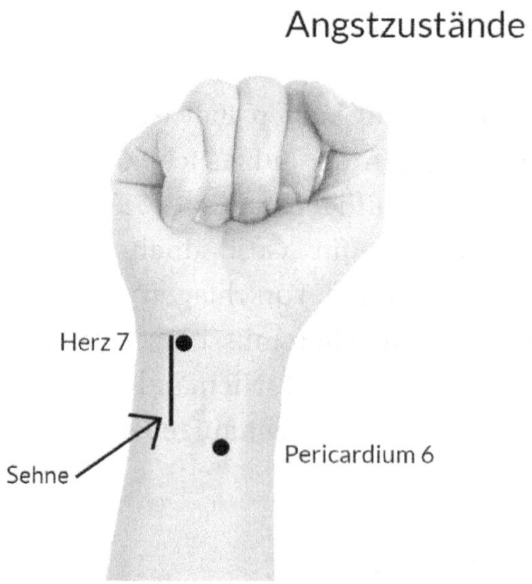

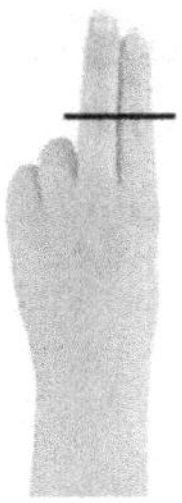

Wenn Stress Ängste bei Ihnen auslöst, ist es hilfreich, die Leber zu behandeln. In der Theorie der chinesischen Medizin wirkt sich Stress auf die Leber aus, und die Behandlung der Leber baut Stress ab. Leber 3 behandelt Stress und Angstzustände. Leber 3 ist die Nummer eins bei der Behandlung von Stress. Manchmal ist es schwierig, zwischen Stress und Angstzuständen zu unterscheiden, da Stress häufig Angstzustände hervorruft, weshalb die Behandlung der Leber eine gute Option ist. Streichen Sie mit den Fingern über den Bereich und Sie werden eine kleine Vertiefung zwischen den Zehen finden. Dort befindet sich Leber 3.

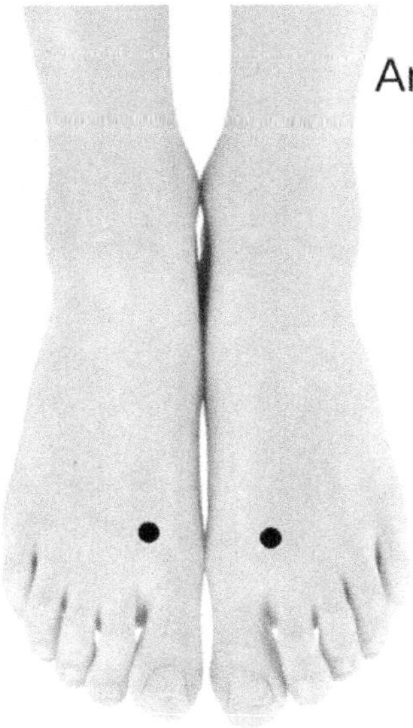

Leber 3

Milz 6 ist sehr beruhigend. Es reguliert die Hormone, behandelt Schlaflosigkeit und ist hilfreich bei Angstzuständen und Stress.

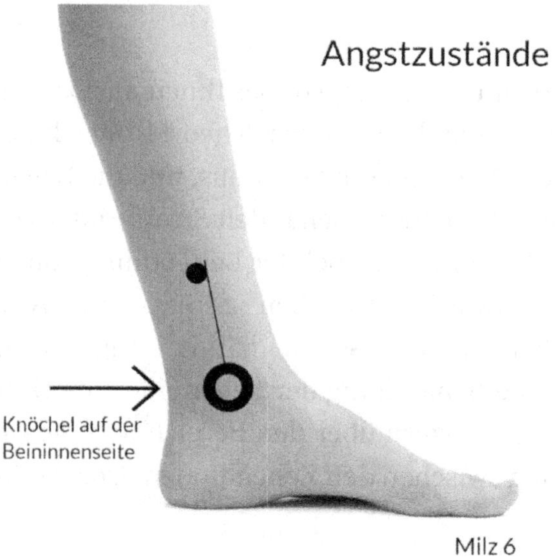

Milz 6

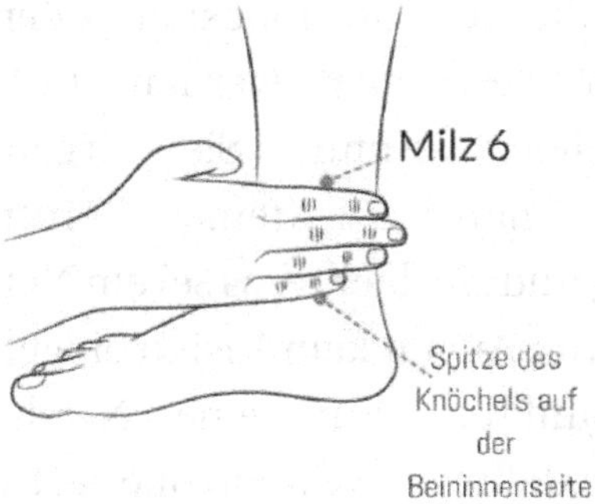

Hinweise zur Behandlung

Es gibt viele chinesische Kräuterrezepturen, die Angstzustände behandeln. Sie richten sich gegen eine Herzinsuffizienz, die oft die Ursache des Problems ist.

Gotu kola, auch *Centella asiatica* genannt, ist mein liebstes rezeptfreies Kraut gegen Stress und Angstzustände. Es ist ein indisches Kraut. Es verbessert das Gedächtnis und die Konzentration. Es stärkt auch die Venen und wurde zur Behandlung von Hautkrankheiten verwendet. Nature's Way und Solaray sind die Marken, die ich benutze. Ich empfehle normalerweise 3 Kapseln auf einmal, einmal am Tag.

Das Bachblütenmittel von Bach Rescue Remedy ist sehr hilfreich bei der Behandlung von Stress und Angstzuständen. Es ist ein Blütenextrakt, der emotionale Probleme behandelt.

Augenschmerzen

Augenschmerzen werden manchmal durch eine Nebenhöhlenblockade verursacht. Schmerzen im gesamten Gesicht können durch eine Blockade oder Entzündung der Nasennebenhöhlen verursacht werden. Bitte lassen Sie Ihre Augen untersuchen, wenn Sie irgendeine Art von Augenschmerzen haben. Meine Mutter hatte eine Netzhautablösung und sie dachte, es sei ein Nebenhöhlenschmerz. Sie können mit Ihren Augen kein Risiko eingehen.

Mit Akupunktur kann eine Netzhautablösung nicht behandelt werden, dafür müssen Sie operiert werden. Nach Ihrer Operation mache ich Akupunktur mit winzigen Nadeln um Ihr anderes Auge, um die Heilung zu beschleunigen. Bitte lesen Sie das Kapitel über Lasik trockene Augen. Dies ist ein ernstes Problem, für das es Akupunkturlösungen gibt.

Die besten Punkte für eine Nebenhöhlenverstopfung befinden sich auf der Nase. Meiner Erfahrung nach wirken diese am schnellsten und sind einfach anzuwenden. Der Grund dafür, dass Nebenhöhlenprobleme Augenschmerzen verursachen können, ist, dass die Schwellung Druck auf Nerven und Blutgefäße im Gesicht ausübt.

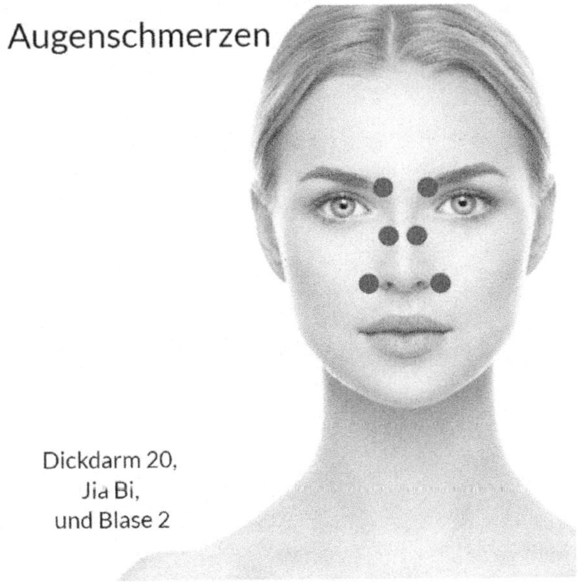

Viele Augenkrankheiten können mit Akupunktur und chinesischen Kräutern behandelt werden. Mit zunehmendem Alter nehmen unsere Hormone ab, was zu Gewebeschwäche und Trockenheit führen kann.

Die Akupunktur stellt die gesunde Durchblutung wieder her, was das Gewebe, dem die gesunde Durchblutung fehlt, stärken und die Nerven, die die Augen beeinflussen, regulieren kann. Ich weiß, es scheint unglaublich, dass die Akupunktur Augenkrankheiten behandeln kann, aber viele Menschen haben sich mit Akupunktur und einem neuen System der Mikroakupunktur behandeln lassen, bei dem Akupunktur-Punkte an Händen und Füßen eingesetzt werden. Geben Sie nicht auf. Es gibt fast immer einen Weg, Augenkrankheiten mit der chinesischen Medizin zu verbessern.

Jedes Problem im Gesicht kann mit Dickdarm 4 behandelt werden.

Augenschmerzen

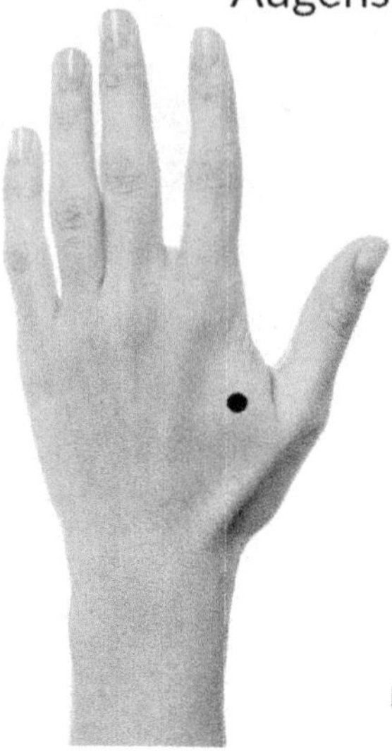

Dickdarm 4

Akupressur bei Babys

Babys brauchen nur eine sehr leichte Stimulation der Punkte. Ich empfehle weder das Mini-Massagegerät noch irgendeine andere Art der Stimulation. Konsultieren Sie vor der Behandlung immer Ihren Arzt.

Es ist manchmal schwierig, bei Erwachsenen und besonders bei Kindern die Diagnose zu stellen. Das Schöne an der Akupressur und der chinesischen Medizin im Allgemeinen ist, dass man nur die Punkte des betroffenen Körperteils stimulieren muss, und der Körper reguliert sich selbst.

Es ist nicht notwendig, eine genaue westliche Diagnose zu haben. Wenn man ein Magenproblem hat, behandelt man einfach den Magen. Wenn Sie ein Verstopfungsproblem haben, behandeln Sie den Dickdarm-Meridian, der den Dickdarm reguliert. Ich würde immer einen Arzt konsultieren, um etwas Ernstes auszuschließen, bevor ich bei einem Baby Akupressur versuche.

Baby: Bettnässen

Dieser Abschnitt über Bettnässen gilt für ein Kind jeden Alters. Es ist in der Babyabteilung untergebracht, so dass es leicht zu finden ist, um Kinder zu behandeln.

Bettnässen bei Kindern hat meist die gleiche Ursache wie Inkontinenz oder häufiges Wasserlassen bei Erwachsenen, eine Energieschwäche der Nieren. Die Nieren sind für die Fähigkeit, Urin und Stuhl zurückzuhalten, verantwortlich.

Ein Kind erbt seine Nierenstärke von seiner Mutter. Frauen verlieren die Nierenenergie, wenn sie Babys austragen und gebären. Aus diesem Grund gibt es in der chinesischen Medizin eine Tradition, die Mutter nach der Geburt zu behandeln. Frauen nehmen chinesische Kräutermedizin ein, um den Blutverlust und das Energieniveau wiederherzustellen.

Wenn eine Frau viele Kinder zur Welt bringt, erschöpft es ihre Nieren. Ich glaube, dies ist eine häufige Ursache für Wochenbettdepressionen. All dies ist mit chinesischer Medizin behandelbar.

Die Nieren können durch Punkte auf dem Nieren-Meridian gestärkt werden. Die wichtigsten zu verwendenden Punkte sind Niere 3 und 7.

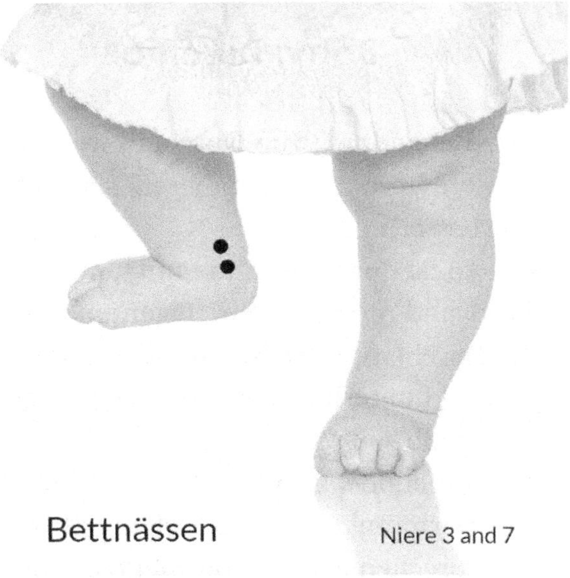

Hinweise zur Behandlung

Kräuter sind sehr hilfreich, um die Nieren zu stärken und die Blasenstärke wiederherzustellen. Cordyceps ist ein wirksames Nierentonikum. Es gibt Dutzende von Kräuterrezepturen, die zur Stärkung der Nieren eingesetzt werden können.

In der Akupunkturschule habe ich einen kleinen bettnässenden Jungen behandelt. Er nahm die Kräuter des Nierentonikums ein und seine Mutter führte bei ihm Akupressur durch, innerhalb weniger Monate nässte er das Bett nicht mehr. Da er eine Nierenschwäche von seiner Mutter mit schwachen Nieren geerbt hatte, weil sie so viele Kinder hatte, dauerte es länger, bis er sich erholte, als es normalerweise bei Kindern der Fall ist.

Baby: Durchfall

Bei der Behandlung von Durchfall werden sowohl Punkte verwendet, die die Verdauung regulieren, als auch Punkte, die die Verdauung verbessern.

Magen 36 ist der wichtigste Punkt, der verwendet werden sollte. Es stärkt und reguliert den Magen und den Darm. Magen 37 behandelt Durchfall, Gastritis und Darmabszesse. Magen 36 befindet sich direkt unterhalb der Kniescheibe. Magen 37 befindet sich 3 cun unterhalb von Magen 36.

Magen 25 befindet sich 2 cun vom Bauchnabel entfernt. Es reguliert die Darmfunktion und behandelt damit Durchfall, Verstopfung, Erbrechen und Dickdarmentzündung.

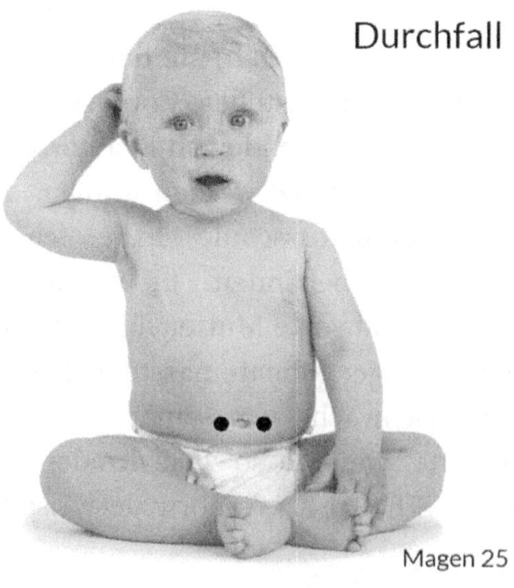

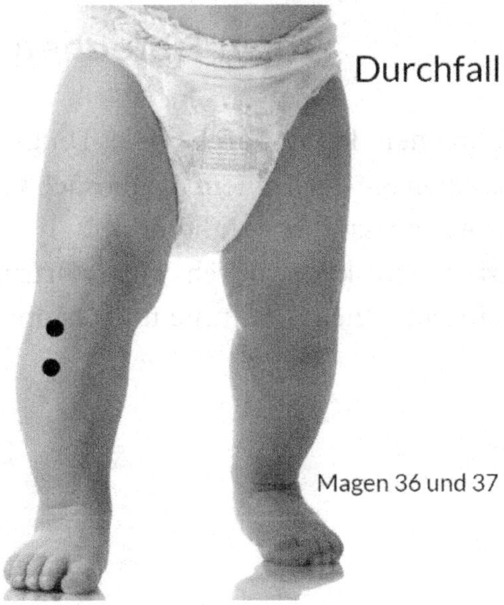

Hinweise zur Behandlung

Ich empfehle Ingwerwurzel für Erwachsene zur Behandlung von Durchfall. Gute Probiotika können auch bei der Behandlung von Durchfall helfen. Viele Firmen stellen heute Probiotika in Pulverform für Kinder her.

Baby: Erbrechen

Erbrechen kann durch viele Dinge verursacht werden, deshalb können Sie nach einem Arztbesuch versuchen, Magen und Darm mit Akupressur zu regulieren.

Erbrechen kann durch eine Virusinfektion verursacht werden, einschließlich Erkältung und Grippe.

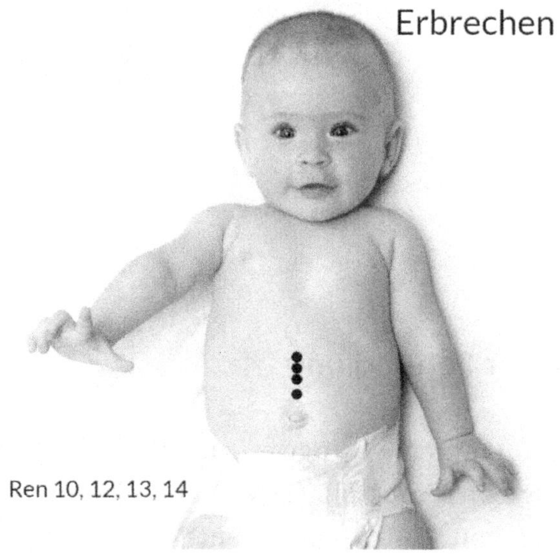

Die Punkte Ren 10, 12, 13 und 14 werden zur Regulierung von Magen und Darm eingesetzt. Sie können die Punkte mit sanftem Fingerdruck behandeln, aber vielleicht wäre eine sanfte Massage nach unten hilfreicher. In der Theorie der chinesischen Medizin geht man davon aus, dass die Energie des Magens nach unten geht. Wenn sie nicht abnimmt, kann dies Übelkeit verursachen. Wenn man also den Magen zu einer normalen Funktion anregt, ermutigt man ihn, die Energie nach unten zu senden.

Erbrechen, das durch eine Erkältung oder Grippe verursacht wird, sollte anhand der Punkte in diesem Kapitel behandelt werden. Die wichtigsten Punkte, die bei jedem Immunproblem zu behandeln sind, sind Dickdarm 4 und 11. Dickdarm 11 behandelt Fieber und Verstopfung, Es reguliert auch den Darm. Dickdarm 4 stärkt das Immunsystem.

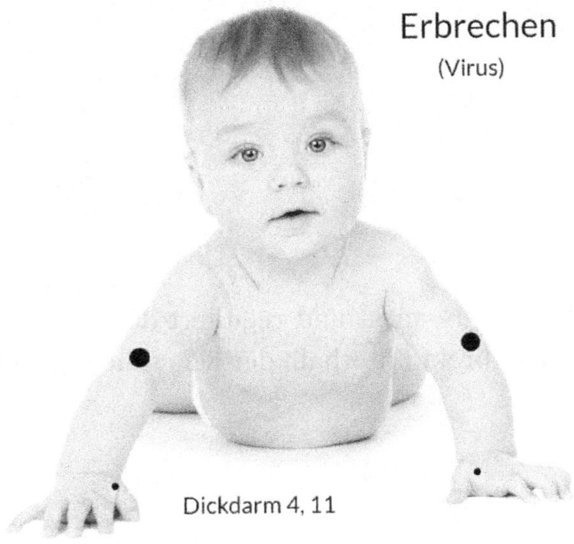

Pericardium 6 ist zwei cun von der Handgelenksfalte entfernt und reguliert den Magen, um Erbrechen zu lindern.

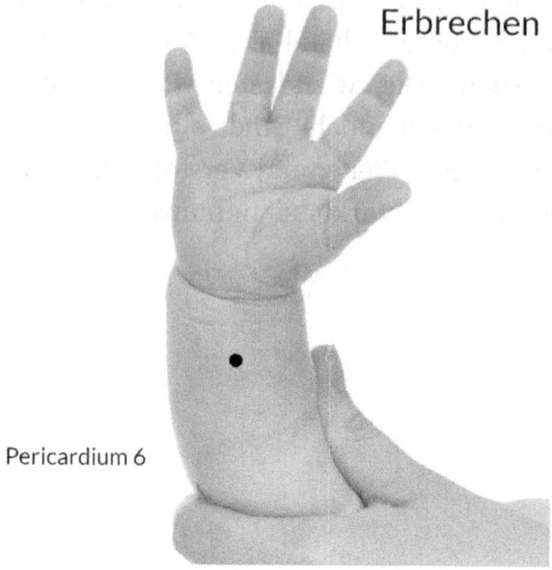

Magen 36 stärkt und reguliert den Magen und Darm. Es befindet sich direkt unterhalb der Kniescheibe außen.

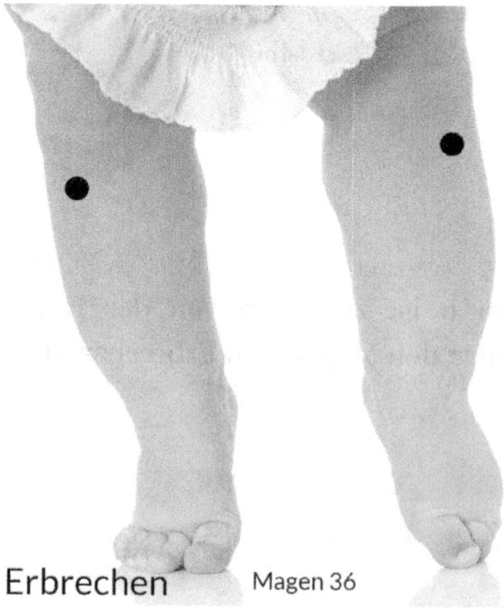

Baby: Erkältung und Grippe

Erkältungen und Grippe können, wenn sie nicht behandelt werden, zu Lungenentzündung und Bronchitis führen. Bitte konsultieren Sie Ihren Arzt, um sicherzugehen, dass Sie alles in Ihrer Macht Stehende tun und das Baby regelmäßig untersucht wird.

Wenn der Körper von einem Erkältungs- oder Grippevirus befallen wird, produziert der Körper überschüssigen Mukus, um sich zu schützen. In der chinesischen Medizin trocknen wir den Schleim nicht aus, wenn ein Patient eine aktive Erkältung oder Grippe hat. Das Trocknen der Schleimhäute kann das Virus tiefer eindringen lassen und den Körper daran hindern, sich selbst zu schützen.

Schleim kann sich jedoch ansammeln und infizieren und sich in eine Infektion der oberen Atemwege, eine Lungenentzündung und viele andere Lungenkrankheiten verwandeln. Es ist besser, antivirale und antibakterielle Kräuter einzunehmen, als Schleim zu trocknen.

Akupressur kann eingesetzt werden, um das Immunsystem zu stärken, Fieber zu senken, Husten zu lindern und den Schleim auf natürliche Weise zu reduzieren. Es gibt tatsächlich einen Akupunktur-Punkt, der „Phlegma-Punkt“ genannt wird. Es hilft dem Körper, den Mukus aufzulösen.

Die Behandlungen können alle ein bis zwei Stunden durchgeführt werden. In den meisten Fällen gilt: Je öfter Sie diese Punkte behandeln, desto schneller erholt sich die Person. Wenn die Punkte stimuliert werden, stärkt es die Immunabwehr, um das Virus zu vertreiben.

Dickdarm 4 ist einer der wichtigsten Akupunktur-Punkte. Es wird als Gesichtspunkt bezeichnet, weil er zur Behandlung des Gesichts verwendet werden kann. Es stärkt auch das Immunsystem und reduziert Allergien. Es behandelt Ohrinfektionen, Kopfschmerzen und Nesselsucht. Es reguliert die Lungen, behandelt die Verstopfung der Nasennebenhöhlen,

Halsschmerzen, Zahnschmerzen, Nasenbluten und reguliert das Schwitzen.

Erkältung und Grippe

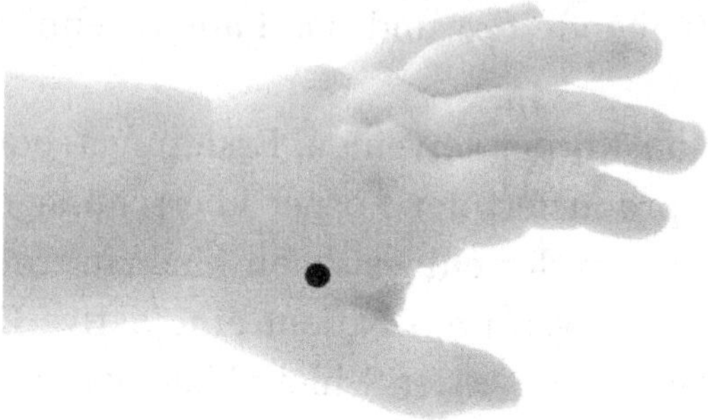

Dickdarm 4

Dickdarm 11 wird eingesetzt, um das Immunsystem zu stärken und Fieber zu senken. Es ist der Punkt Nummer eins zur Fiebersenkung. Es befindet sich auf der Falte am Ellenbogen. Es wird auch zur Behandlung von Verstopfung und von Entzündungen im Dickdarm verwendet. Ich habe diesen Punkt einmal zur Senkung des Fiebers bei einer Patientin in den Siebzigern verwendet. Sie war ins Delirium verfallen, und dieser Punkt senkte ihr Fieber innerhalb einer Stunde.

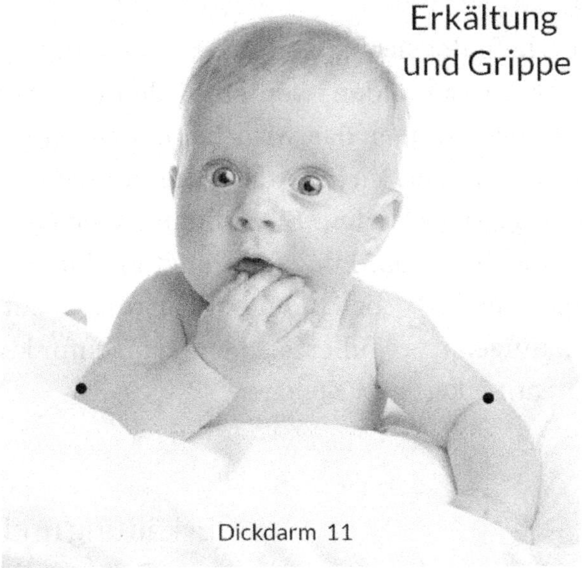

Den Husten stoppen

Lunge 7 ist die beste Wahl, um den Husten zu stoppen. Es wirkt durch Regulierung und Stärkung der Lunge. Es hilft auch bei der Auflösung von Mukus oder Schleim in den Lungen oder Nebenhöhlen und behandelt Keuchen. Lunge 7 kann bei einem Baby schwer zu finden sein. Der Punkt befindet sich auf dem Knochen, etwa 2 Finger vom Handgelenk entfernt.

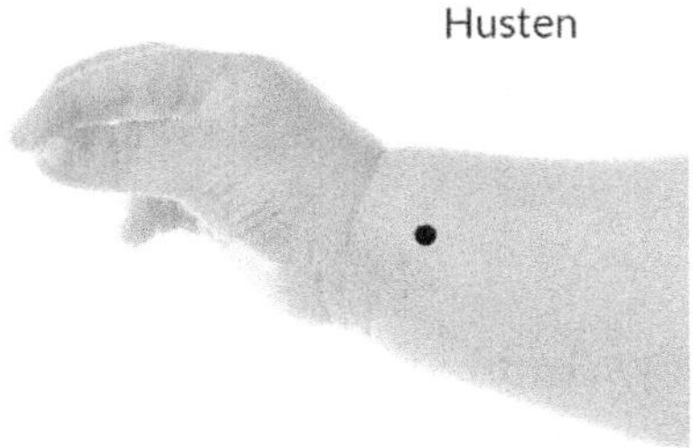

Lunge 5 befindet sich in der inneren Ellenbogenfalte. Es ist einfacher, den Punkt zu finden, wenn man den Ellenbogen beugt und eine Faust macht, aber das wird bei einem Baby schwierig sein. Stellen Sie einfach sicher, dass Sie den Punkt auf der Daumenseite des Armes finden. Sie sollten in der Lage sein, die Bizepssehne zu lokalisieren. Lunge 5 reinigt die Lunge von Hitze oder Entzündungen, behandelt Husten, entzündliche Lungenerkrankungen, reguliert die Lungenfunktion und behandelt Kurzatmigkeit und Keuchen.

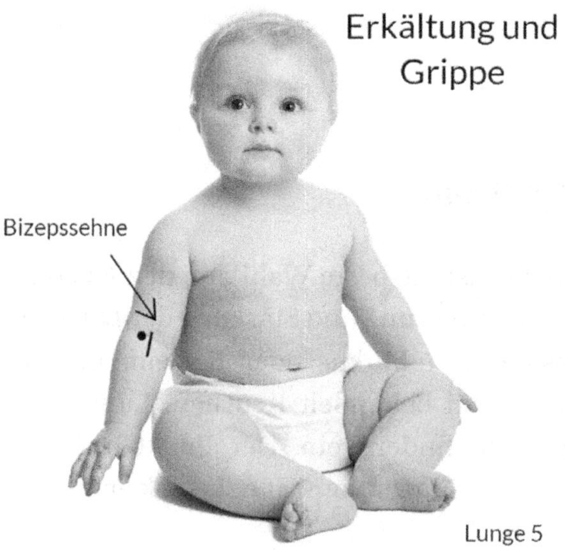

Magen 36 hat über 50 Indikationen. Es reguliert und stärkt die Verdauung, reguliert den Darm, stärkt das Immunsystem und viele andere Dinge. Es wird bei Erkältung und Grippe zur Regulierung und Stärkung der Lunge eingesetzt. Es wird bei

Asthma, Husten, Müdigkeit und Atembeschwerden eingesetzt. Es befindet sich direkt unterhalb des Knies.

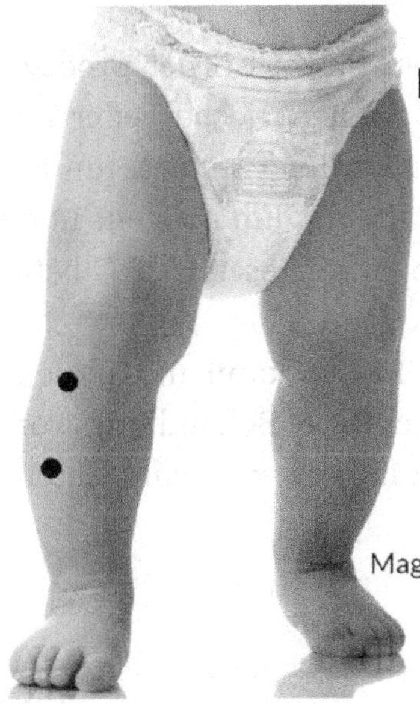

Magen 40 ist als der Phlegma-Punkt bekannt. Es löst jede Art von Mukus auf. Es hilft dem Körper den Mukus bei Erkältungen und Grippe aufzulösen, ebenso wie bei Allergien. Es behandelt Brustschmerzen bei Lungenproblemen, Asthma, Bronchitis, Husten, Keuchen und Lungenentzündung.

Wenn ich den Magen 40 bei Patienten mit einer Erkältung verwende, fangen sie oft an zu husten, nachdem ich die Nadeln entfernt habe. Ich sehe dies als eine gute Reaktion. Das zeigt, wie wichtig es ist, ihren Körper dazu zu bringen, den Mukus in den Lungen loszuwerden. Es ist ein produktiver Husten. Es befindet sich auf halbem Weg die Wade hinunter. Es ist bei Erwachsenen etwa zwei Fingerbreit vom Schienbein entfernt. Bei einem Baby müssen Sie den Knochen nur finden und sehr nahe an ihn drücken.

Hinweise zur Behandlung

Es gibt viele Kräuter, die Viren behandeln. Echinacea-Flüssigextrakt, Holunderextrakt von Sambucol kann hilfreich sein. Es gibt Kräuterrezepturen zur Verabreichung an Kinder.

Baby: Fieber

Fieber wird von Ihrem Körper produziert, um Viren und Bakterien abzutöten. Suchen Sie bei jeder Art von Fieber Ihren Arzt auf. Dickdarm 11 wird verwendet, um Fieber zu senken. Es befindet sich in der Nähe des Ellenbogens und wird bei Allergien, Erkältung und Grippe eingesetzt. Es befindet sich an der Ellenbogenfalte.

Jede Art von Fieber kann mit diesem Punkt behandelt werden. Es kann auch zur Behandlung von Nesselsucht und anderen durch Entzündungen verursachten Hautkrankheiten verwendet werden.

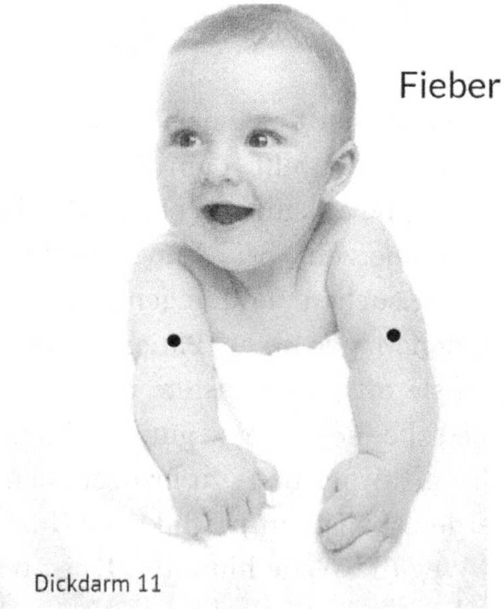

Baby: Kolik

Zu den Symptomen von Koliken können gehören: Schmerzen oder Unwohlsein aufgrund von Blähungen oder Verdauungsstörungen, Unter- oder Überfütterung und eine Empfindlichkeit gegenüber Milchnahrung oder Muttermilch. Es ist nicht genau bekannt, was eine Kolik verursacht.

Als Akupunkteurin würde ich mich mit den wahrscheinlichen Ursachen befassen. Es könnte mehrere Ursachen geben. Ich würde zunächst mit der Regulierung des Dickdarms beginnen, um einen guten Stuhlgang und eine Gasreduktion zu gewährleisten.

Dickdarm 11 reguliert den Dickdarm und lindert Verstopfung und wird zur Linderung von „Darmwärme" oder Darmentzündungen eingesetzt. Säuglinge reagieren in der Regel innerhalb von Minuten auf Akupressur an diesem Punkt. Sie werden einen Stuhlgang haben. Wenn sie dadurch entlastet werden und sie sich beruhigt haben, ist das Problem gelöst.

Kolik

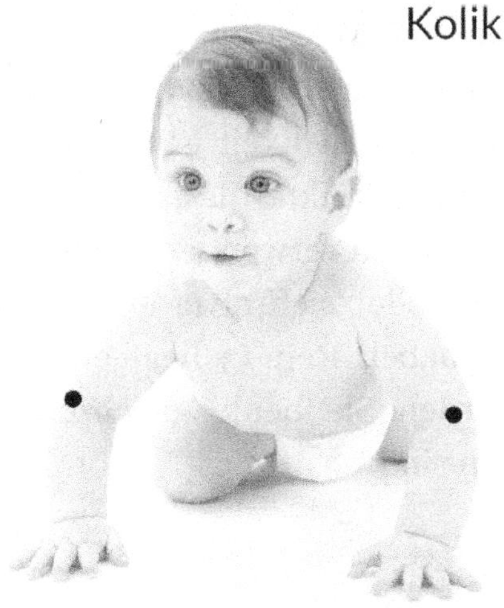

Dickdarm 11

Wenn das Problem dadurch nicht gelindert würde, würde ich mich nach oben arbeiten und die Verdauung behandeln. Es gibt mehrere Punkte, die den Magen und Darm regulieren. Diese Punkte dienen dazu, die Verdauung zu verbessern und den Magen und die Därme zu regulieren.

Magen 36 ist die nächste Option. Auch dieser Punkt stärkt das Immunsystem und verbessert die Verdauung. Dies ist einer der wichtigsten Punkte am Körper.

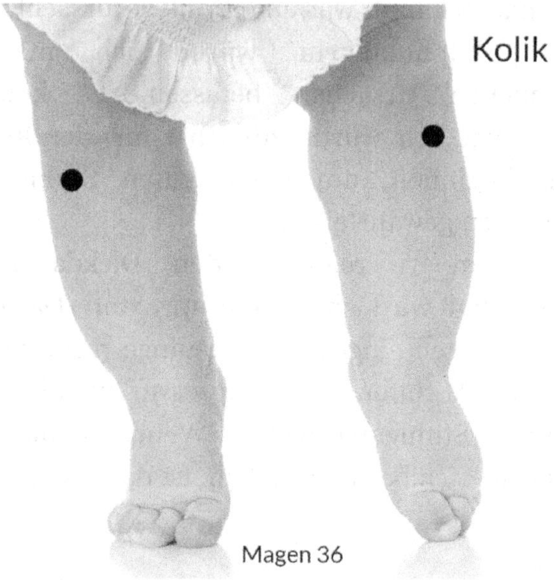

Ich würde den Magen 36 auf beiden Seiten fünf bis zehn Minuten lang behandeln.

Die nächste Möglichkeit ist die Regulierung des Magens. Dies sind die gleichen Punkte, die auch zur Behandlung von Säure-Reflux bei Erwachsenen verwendet werden: Ren 12 und Ren 13.

Ren 12 befindet sich etwa eine Faustbreite Ihres Babys über dem Bauchnabel. Ren 13 liegt einen Finger darüber. Bei einem Baby werden Sie beide gleichzeitig behandeln, da die Punkte sehr klein sind.

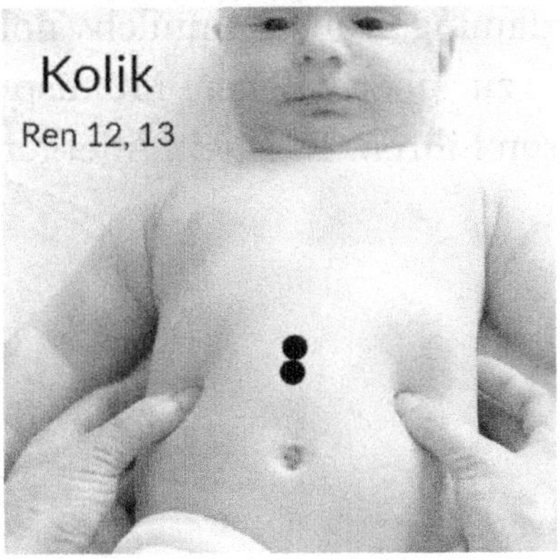

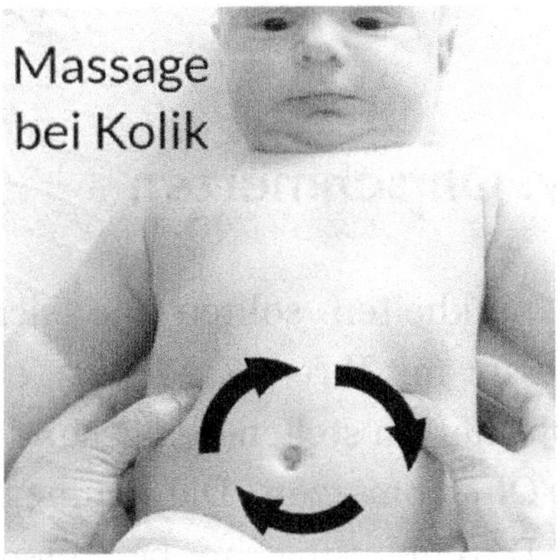

In einigen Ländern ist es gängige Praxis, den Bauch des Babys im Uhrzeigersinn zu massieren. Dadurch wird die Funktion des Dickdarms gefördert. Sie können online viele Videos zu diesem Thema finden.

Hinweise zur Behandlung

Eine gute Option wären Probiotika für Kinder. Kinder haben oft nicht genug gute Bakterien in ihrem Darm, um gesund zu bleiben. Bedenken Sie die Ernährung. Weizen kann sehr verstopfend und reizend für den Darm sein. Ich habe Geschichten von stillenden Müttern gehört, die alle Milchprodukte absetzen und gute Ergebnisse erzielen. Milcheiweiß ist ein häufiges Allergen bei Säuglingen und Erwachsenen. Der Mensch verfügt nicht über die zur Verdauung von Kuhmilch notwendigen Enzyme. Es kann daher zu übermäßiger Mukusproduktion, Allergien, Husten und Niesen führen. Es ist ein Allergen.

Baby Cun

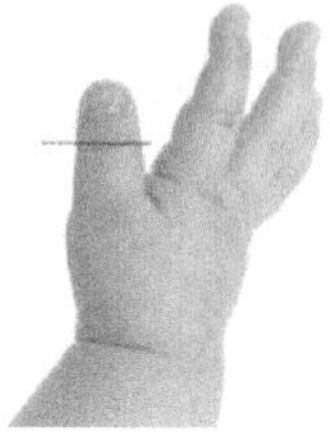

Baby: Ohrschmerzen

Wie bei allen Krankheiten sollten Sie sich vor dem Ausprobieren der Akupressur mit Ihrem Kinderarzt beraten.

Punkte um das Ohr herum stellen den gesunden Blutfluss wieder her und lindern Ohrschmerzen. Die Schmerzen werden durch eine mangelnde Durchblutung im betroffenen Bereich verursacht. Alles, was die Durchblutung verbessert, kann den Schmerz lindern. Ohrinfektionen werden durch Viren und Bakterien verursacht. Der Körper muss das Problem über ein gesundes Immunsystem lösen.

Der Dreifache Erwärmer 21 befindet sich an der Wurzel des Ohres. Es wird zum Öffnen und Regulieren der Ohren verwendet. Es stellt die normale Ohrdurchblutung wieder her, um Ohrprobleme zu behandeln.

Gallenblase 2 öffnet die Ohren zur Behandlung von Taubheit, Tinnitus, Ohrinfektionen und Ausfluss sowie von Ohrschmerzen, Kieferschmerzen und Kiefergelenkschmerzen.

Dünndarm 19 befindet sich vor dem Ohr. Es behandelt Ohrenausfluss und -entzündungen sowie Schwindel aufgrund von Ohrproblemen.

Dreifacher Erwärmer 17 befindet sich hinter dem Ohrläppchen. Es lindert Schmerzen, behandelt Juckreiz im Ohr, Schmerzen und Schwellungen des Ohres, Ohrschmerzen und Tinnitus.

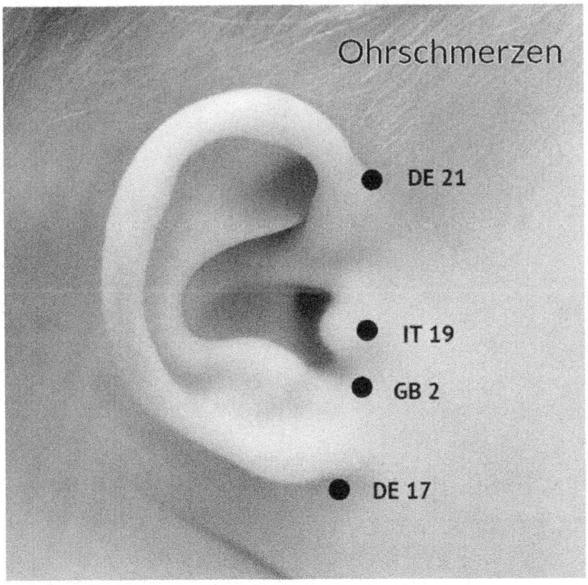

Um Bakterien und Viren abzuwehren, muss das Immunsystem stark sein. Ich würde Dickdarm 4 und 11 behandeln, um das Immunsystem zu stärken. Ein sanfter Druck auf beiden Seiten für etwa 5 Minuten sollte ausreichen, um das Immunsystem zu stärken.

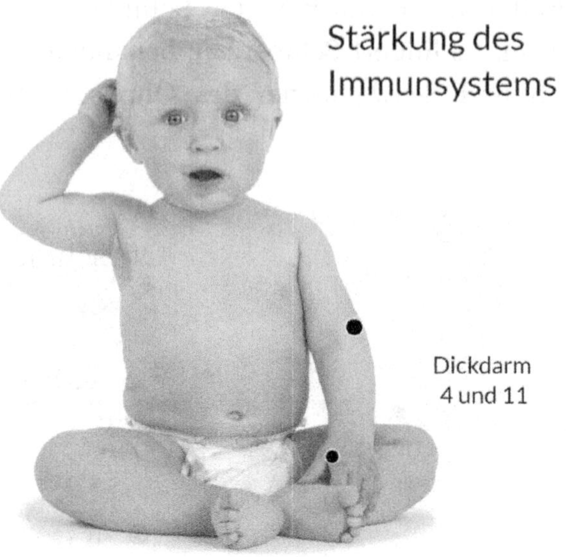

Magen 36 ist wichtig, um das Immunsystem und die Verdauung zu verbessern.

Hinweise zur Behandlung

Eine topische Behandlung des Virus oder der Bakterien mit Knoblauch-Ohrenöl kann hilfreich sein. Knoblauch tötet Bakterien ab. Astragalus ist ein starkes Immunstärkungsmittel, das Kindern in China oft verabreicht wird, um die Verdauung und das Immunsystem zu verbessern. Planetary Herbals stellt einen Astragalus-Extrakt in flüssiger Form her. Die Marke Herbs for Kids hat ebenfalls eine Astragalus-Lösung.

Hyland's stellt homöopathische Ohrentropfen her, die so genannten Infant Earache drops. Herb Pharm Kids hat ein Produkt mit Königskerze, Knoblauchöl, Ringelblume und Johanniskraut.

Astragalus-Wurzelextrakt kann regelmäßig eingenommen werden, um das Immunsystem zu stärken. Gute Probiotika würden auch das Immunsystem verbessern, was besonders wichtig ist, wenn bereits Antibiotika eingenommen wurden.

Baby: Schlaf

Wenn ein Baby nicht schlafen kann, müssen Sie feststellen, warum. Wenn es Darmprobleme oder Verdauungsprobleme gibt, sollten diese behandelt werden. Bitte lesen Sie das Kapitel über Koliken zur Behandlung von Darmproblemen. Wenn das Baby eine Kolik hat, sollte diese zuerst behandelt werden.

Zur allgemeinen Linderung gibt es mehrere gute Möglichkeiten. Diese Punkte können bei jeder emotionalen Störung angewendet werden.

Herz 7 behandelt Angstzustände und Schlaflosigkeit. Es beruhigt den Geist, um Ihnen zu helfen, einzuschlafen und im Schlaf zu bleiben. Dieser Punkt befindet sich an der Handgelenksfalte.

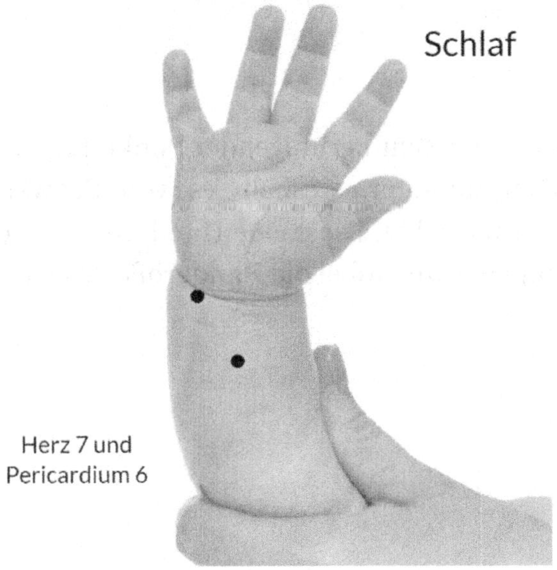

Pericardium 6 reguliert Herz und Magen, was auch bei Verdauungsproblemen helfen kann. Es beruhigt den Magen, behandelt Angstzustände, Schluckauf, Erbrechen und jede Art von Übelkeit.

Yin Tang kann mit „Geist-Pforte" übersetzt werden. Es beruhigt den Geist und behandelt Schlaflosigkeit. Es befindet sich zwischen den Augen.

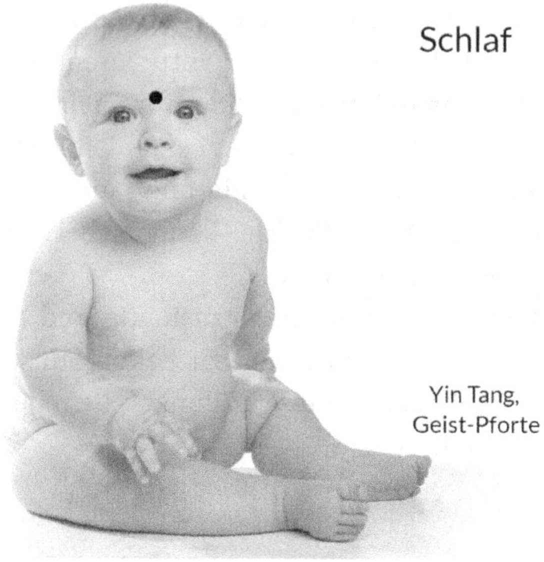

Milz 6 ist ein sehr beruhigender Punkt. Es zieht Energie bis zu den Füßen hinunter, weshalb es von Schwangeren nicht verwendet werden sollte. Es ist eine Handbreit über dem Knöchel auf der Beininnenseite, wobei die Handgröße des Babys verwendet wird.

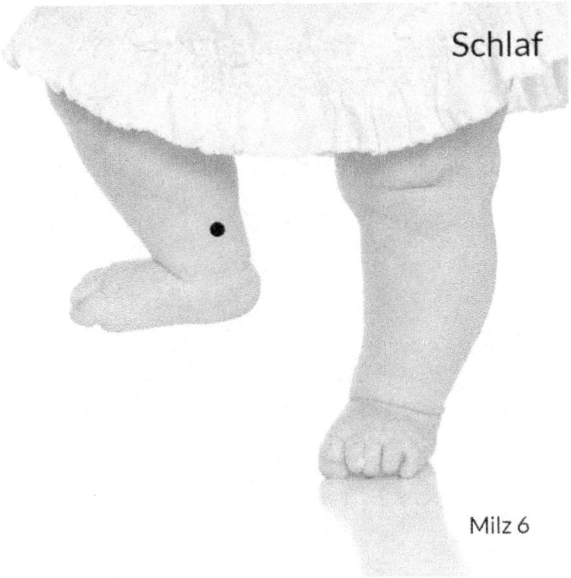

Eine weitere gute Option ist Niere 6. Auch dieser Punkt ist sehr beruhigend. Es behandelt Schlaflosigkeit und sollte von schwangeren Frauen nicht angewendet werden, da es die Wehen beschleunigt. Obwohl ich dies mit zahlreichen Akupunkteuren diskutiert habe und der Konsens ist, dass es in den meisten Fällen egal ist was Sie tun, das Baby kommt, wann es will. Die Mutter zu entspannen ist das Hauptziel. Die Niere 6 befindet sich auf der Innenseite des Fußes knapp unterhalb des Knöchels auf der Beininnenseite.

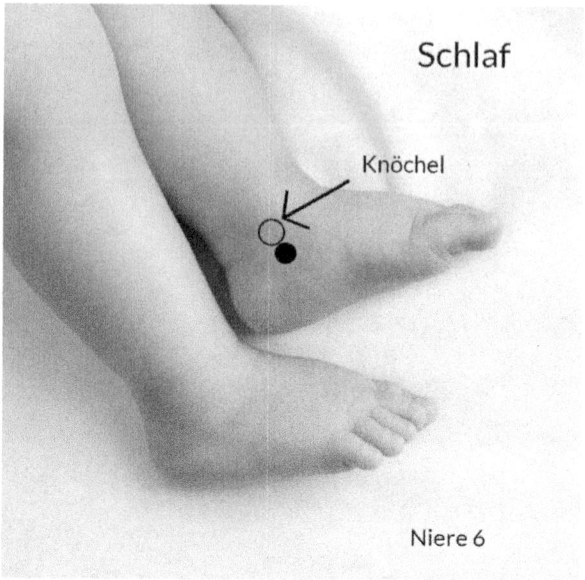

Niere 1 befindet sich auf der Unterseite des Fußes. Es beruhigt den Geist, behandelt Angstzustände, Schlaflosigkeit und Kopfschmerzen. Es zieht Energie vom Kopf herunter. Es ist einer der stärksten Punkte am Körper, um jemanden zu beruhigen.

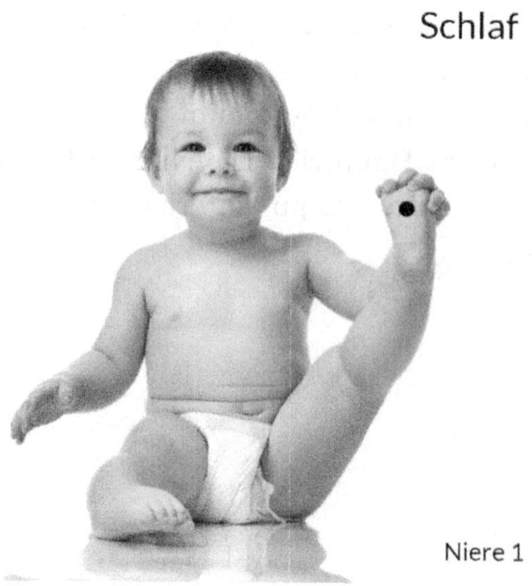

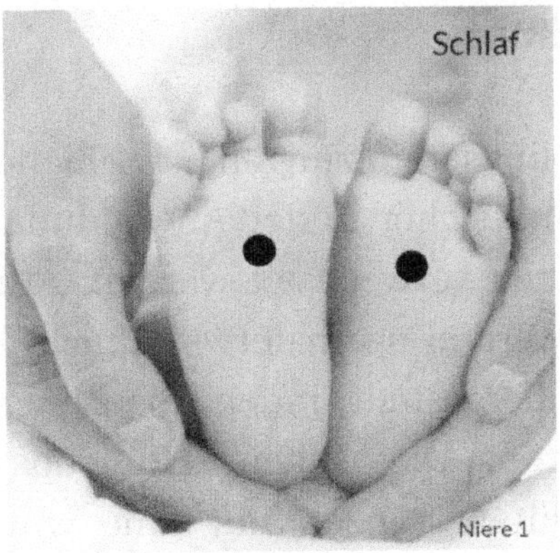

Wenn Sie das Gefühl haben, dass Ihr Baby unter Stress steht, sind Leber 2 und 3 sehr entspannend. Diese beiden Punkte sind zwei der am häufigsten in der Akupunktur verwendeten

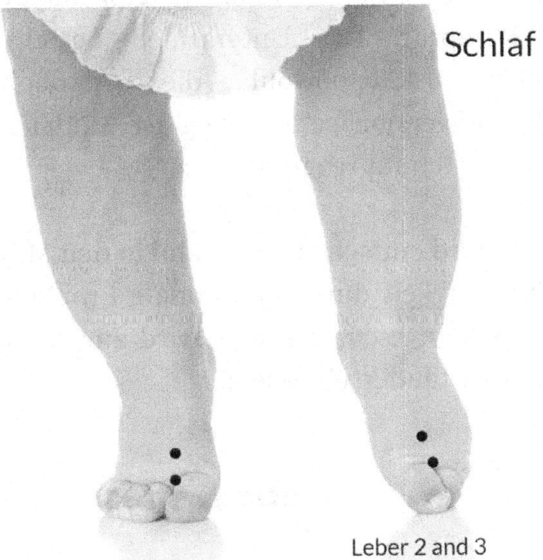

Punkte. Sie sind sehr beruhigend, und die meisten Menschen brauchen sie. Der am häufigsten verwendete Punkt ist Leber 3. Ich würde einfach sanft zwischen den Zehen in diesem Bereich massieren.

Hinweise zur Behandlung

Eine meiner Lieblingsergänzungen bei Schlaflosigkeit sind Bachblütenmittel. Sie sind sicher in der Anwendung. Sie sollten nicht mit ätherischen Ölen verwechselt werden. Ätherische Öle sind die Blütenöle und werden normalerweise nicht konsumiert. Blütenessenzen werden hergestellt, indem die Blüten in Wasser gelegt und extrahiert werden. Dies ist keine Homöopathie, obwohl der Prozentsatz der Blütenessenzen nur eine winzige Menge beträgt.

Bach Rescue Sleep und Bach Rescue Remedy sind sehr beruhigend. Meine Patienten sagen oft, dass sie nach der Einnahme des Bach Rescue Sleep das Gefühl haben, sie hätten ein Beruhigungsmittel genommen. Es ist kein Beruhigungsmittel, es hilft, den Geist zu entspannen. Es gibt auch eine Kinderversion dieser Rezeptur. Der Unterschied besteht darin, dass sie alkoholfrei ist, obwohl die Alkoholmenge in der Erwachsenenversion sehr gering ist, und ich habe niemanden gekannt, der darauf reagiert hat.

Es wird einfach ein paar Mal in den Mund gespritzt. Wenn die Schlaflosigkeit durch emotionale Probleme verursacht wird, hilft das sehr. Rescue Remedy wird zur Behandlung von Stress und Angstzuständen eingesetzt.

Baby: Stress

Stress betrifft uns alle. Leber 3 ist der beste Punkt, um Stress zu behandeln. Ich würde erwägen, auch Milz 6 zu behandeln, denn es ist ein sehr beruhigender Punkt.

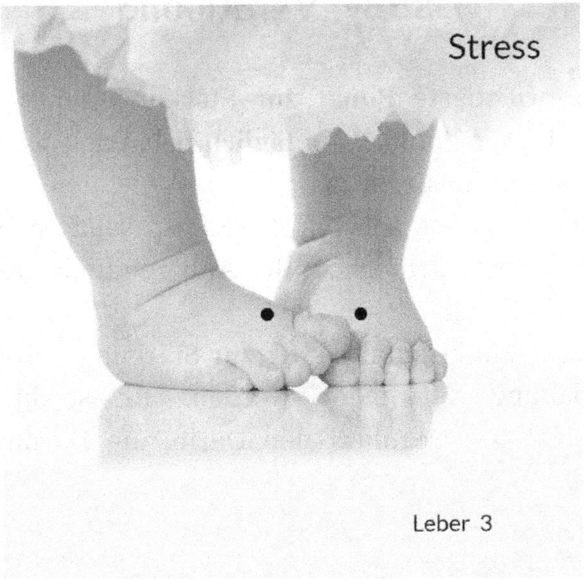

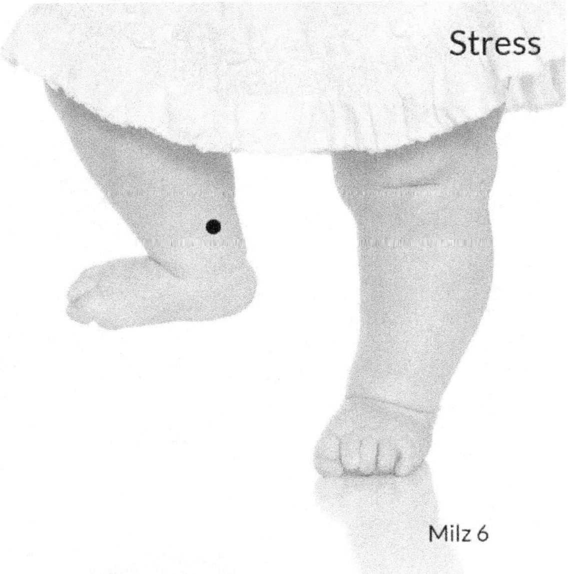

Hinweise zur Behandlung

Bach Rescue Remedy ist für Kinder erhältlich. Es ist eine Blütenessenz-Rezeptur, die sehr beruhigend wirkt.

Baby: Verdauung

Der wichtigste Punkt zur Stärkung der Verdauung ist Magen 36. Dieser Punkt kann täglich behandelt werden, um die Gesundheit zu verbessern.

Magen 36 ist sehr groß. Es ist sehr schwer, ihn zu übersehen. Es befindet sich an der Außenseite des Beines, direkt unterhalb des Knies.

Dieser Punkt kann häufig zur Stärkung und Regulierung der Verdauung verwendet werden. Es stärkt auch das Immunsystem und reguliert den Darm, um Darmprobleme zu behandeln.

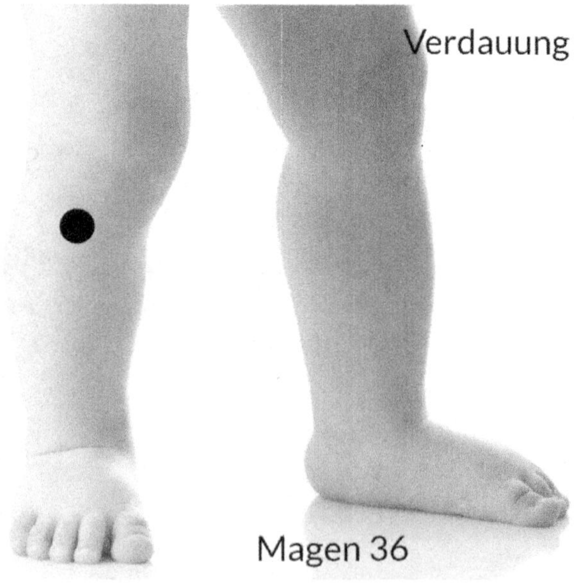

Baby: Verstopfung

Die Behandlung von Verstopfung bei Säuglingen ist sehr einfach. Sie sprechen in der Regel innerhalb von Minuten auf Akupressur an. Es gibt nur einen Punkt, den Sie wissen müssen: Dickdarm 11. Dieser Punkt reguliert und befeuchtet den Dickdarm, was die Verstopfung lindert. Es hilft, die normale Darmfunktion wiederherzustellen. Dieser Punkt kann so oft wie nötig verwendet werden, mindestens einmal täglich, bis der Dickdarm reguliert ist.

Wenn die Verdauung schwach ist, würde ich Magen 36 hinzufügen, um alle Aspekte der Verdauung und Ausscheidung zu stärken und zu regulieren.

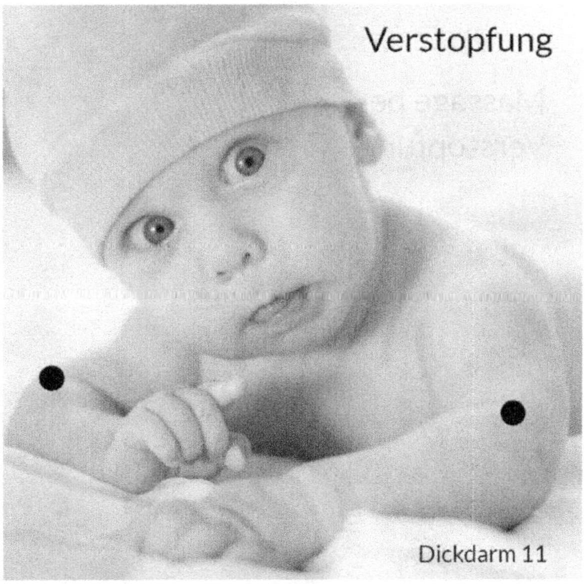

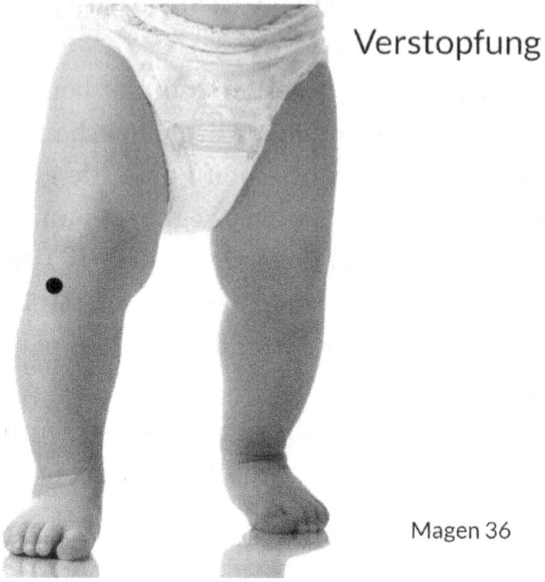
Verstopfung
Magen 36

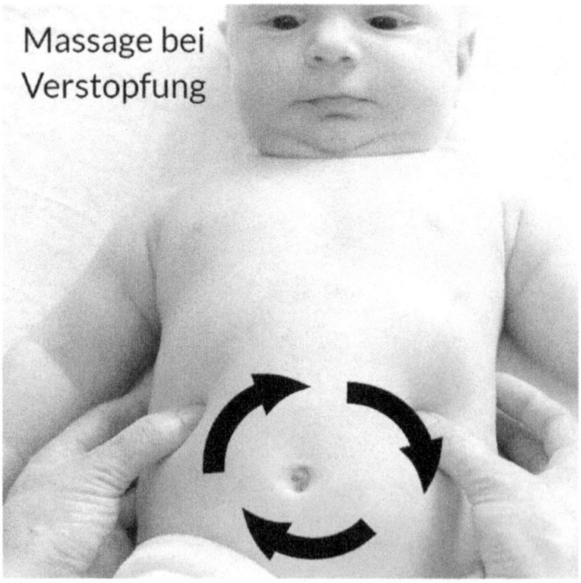
Massage bei
Verstopfung

Eine andere Möglichkeit, die seit Jahrhunderten zur Wiederherstellung der normalen Dickdarmfunktion genutzt wird, ist die Bauchmassage. Sie massieren den Bauch des Babys sanft im Uhrzeigersinn um den Bauchnabel herum. Auf diese Weise wird die normale Funktion des Dickdarms wiederhergestellt. Diese Massage wird meist etwa 50 Mal durchgeführt.

Verstopfung

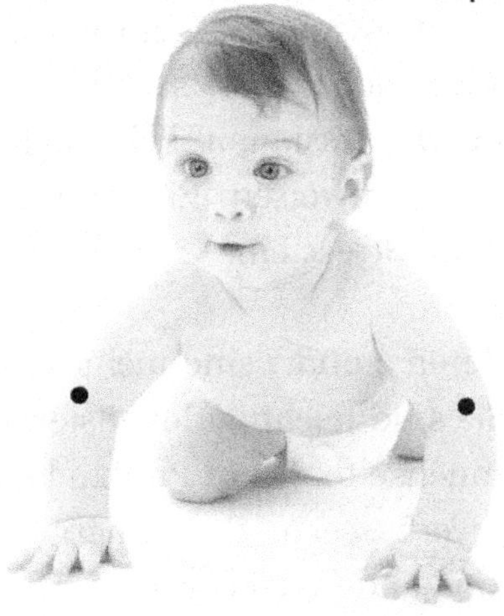

Dickdarm 11

Depression

Es gibt viele Ursachen für Depressionen. Es ist in der chinesischen Medizin nicht möglich, emotional gesund zu sein, wenn ein körperliches Gesundheitsproblem vorliegt. Es gibt zahlreiche Ursachen für Depressionen, aber mein Ziel ist es, mit diesem Buch Informationen über die häufigsten Ursachen anzubieten.

Eine häufige Ursache von Depressionen ist eine schwache Nierenenergie. Giovanni Maciocia, der viele Akupunktur-Lehrbücher geschrieben hat, sagt, dass er die Nieren bei allen Patienten mit Depressionen behandelt, auch wenn sie keine Nierensymptome aufweisen. Ein Aufputschen der Nieren liefert mehr Energie, da Stress eine erschöpfende Wirkung auch auf die Nebennieren hat.

Die Nieren 3 und 7 sind meine erste Wahl zur Behandlung der Nieren. Sie sind leicht zu lokalisieren, und zwar am Knöchel auf der Beininnenseite. Diese Punkte behandeln alle Aspekte der Nieren. Sie verbessern das Energieniveau und behandeln Inkontinenz und andere Harnprobleme.

Depression

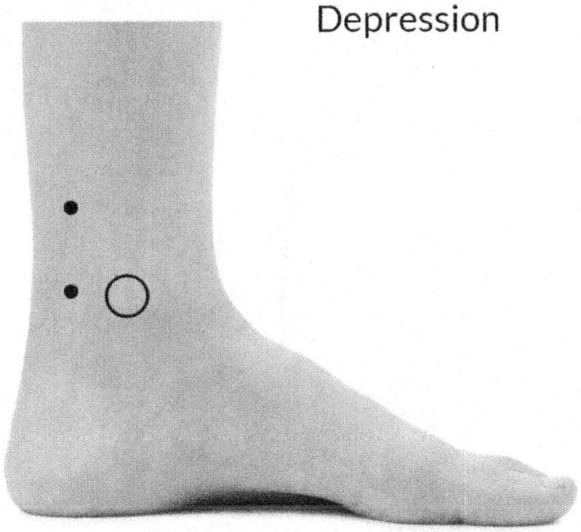

Niere 3, 7

In der Theorie der chinesischen Medizin werden unsere Nieren mit zunehmendem Alter schwächer. Dies ist ein natürlicher Vorgang des Alterns. Das bedeutet nicht, dass wir damit weiter leiden müssen. Es ist mit der Chinesischen Medizin leicht zu behandeln.

Chronischer Stress ist eine häufige Ursache für Depressionen. Dies kann mit Leber 3 behandelt werden. Es handelt sich um einen der am häufigsten verwendeten Akupunktur-Punkte, da er die Leber reguliert, wodurch Stress abgebaut und die Verdauung verbessert wird.

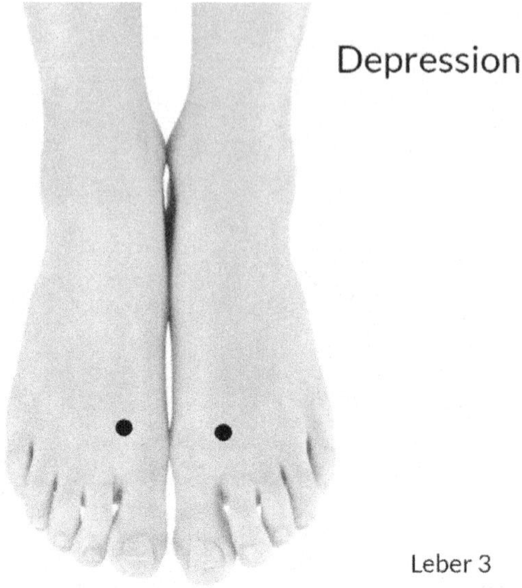

Eine Steigerung der Gesamtenergie und der Verdauung wird alle Aspekte der Gesundheit verbessern. Magen 36 steigert das Energieniveau, verbessert die Verdauung und stärkt das Immunsystem. Einer meiner Lehrer sagte einmal, dass der Mensch diesen Punkt nur braucht, wenn er ein Mensch ist.

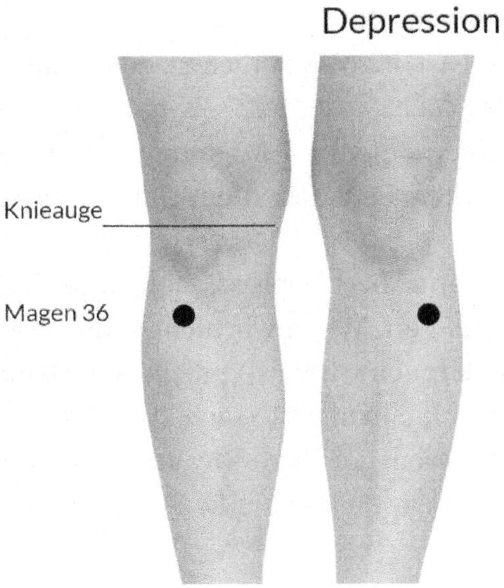

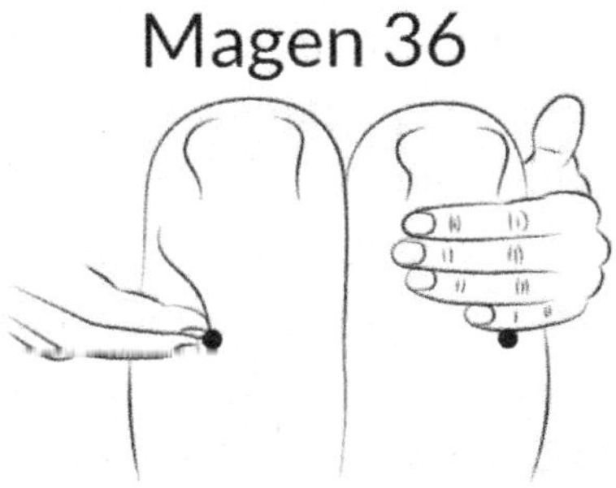

Zwei Möglichkeiten zur Lokalisierung

Hinweise zur Behandlung

Zusätzlich zur Akupressur würde ich die Einnahme von Nierentonikum wie Cordyceps in Betracht ziehen. Dies ist eines der zuverlässigsten Kräuter, um das Energieniveau schnell anzuheben. Es gibt zwei Arten von Cordyceps-Präparaten. Die eine ist der Fruchtkörper, die andere ist das Myzel. Bei Pilzen gibt es große Qualitätsunterschiede. Ich habe Myzelprodukte verwendet, die gut waren, wie Planetary Herbals, aber andere Marken waren nicht so gut.

Das Myzel ist im Wesentlichen das neue Wachstum des Pilzes, es ist also nicht ausgereift. Es hat seine eigenen aktiven Inhaltsstoffe, aber meiner Meinung nach ist der reife Fruchtkörper stärker. Es ist auch der am häufigsten verwendete Teil.

Krill-Öl kann bei Depressionen hilfreich sein. Unser Gehirn besteht aus Fett. Wenn wir nicht genug von den richtigen Fettarten haben, können wir geistig nicht scharfsinnig sein.

Weizen ist eine häufige Ursache für Depressionen. Es gibt verschiedene Theorien darüber, warum. Erwägen Sie, für eine Weile alle Körner zu meiden, und schauen Sie, ob das Ihre Symptome lindert.

Schilddrüsenprobleme können Depressionen verursachen. Es gibt buchstäblich Dutzende von Faktoren, die eine chronische Depression verursachen können. Wenn Sie körperlich nicht gesund sind, ist es schwierig, emotional gesund zu sein.

Ihr zugelassener Akupunkteur vor Ort wird Ihnen in vielerlei Hinsicht helfen können. Es wäre nicht schwierig, ein ganzes Buch darüber zu schreiben, wie Akupunktur und chinesische Kräuter Depressionen behandeln können.

Falls Sie an weiteren Studien interessiert sind, hat Giovanni Maciocia ein Buch mit dem Titel *The Psyche in Chinese Medicine* geschrieben. Dieses Buch ist eine eingehende Analyse verschiedener mentaler und emotionaler Ungleichgewichte und wie die chinesische Medizin diese erfolgreich behandeln kann. In der Chinesischen Medizin gibt es immer eine Antwort. Man muss nur wissen, wo man suchen muss und darf nicht aufgeben.

Diabetische Neuropathie

Diabetische Neuropathie ist eine Nervenschädigung, die durch hohen Blutzucker und/oder hohe Insulinwerte verursacht wird. Die Behandlung ist die gleiche wie jede andere Behandlung in der chinesischen Medizin. Wir müssen einen gesunden Blutfluss wiederherstellen, indem wir die entsprechenden Punkte stimulieren. Ich habe mit Akupunktur-Punkten an den Füßen großartige Ergebnisse erzielt.

Einer meiner Patienten hatte lila Waden und Füße. Er konnte nicht ohne schreckliche Schmerzen gehen. Es tat nach 6 Akupunktursitzungen nicht mehr weh zu gehen, und seine Füße und Beine waren wieder rosa, was auf eine verbesserte Durchblutung hinweist. Es dauert wahrscheinlich länger, bis Ergebnisse mit Akupressur erzielt werden, aber ich glaube, dass Akupressur helfen würde.

Wenn ein Körperteil violett ist, bedeutet das, dass der Sauerstoffgehalt niedrig ist. Manche Leute würden sagen, das Gewebe ist tot, aber wenn es tot wäre, würde es anfangen zu faulen und schwarz werden. Die Wiederherstellung der Durchblutung mit Akupunktur kann den Sauerstoffgehalt des Gewebes verbessern und die Notwendigkeit einer Operation verhindern.

Ich würde mich auf jeden Fall so schnell wie möglich akupunktieren lassen, um diesen Zustand rückgängig zu machen, und zwischen den Sitzungen mit Akupressur nachbehandeln. Wir dürfen keine Zeit mit diesem Problem verschwenden. 80% der Amputationen bei Diabetikern beginnen mit einem Fußgeschwür. Eine offene Wunde kann sich leicht infizieren.

Jeden Tag erhalten etwa 230 Amerikaner mit Diabetes eine Amputation. Das sind 83.950 pro Jahr! Bitte suchen Sie so schnell wie möglich Ihren lokalen Akupunkteur auf, um schnelle Ergebnisse zu erhalten.

Die Punkte, die zur Behandlung der Fußneuropathie verwendet werden, befinden sich zwischen den Zehen und die stärksten Punkte sind am Bein. Die Idee besteht darin, mehrere Meridiane am Fuß und Knöchel zu behandeln. Jedes Mal, wenn Sie die Akupunktur-Punkte stimulieren, erhöhen Sie die Durchblutung in diesem Meridian, was Schmerzen lindert und zur Heilung des Bereichs beiträgt. Die wichtigsten zu behandelnden Punkte sind die Punkte zwischen den Zehen, Ba Feng, Magen 41 an der Spitze des Knöchels und der Magenmeridian. Es gibt viele Möglichkeiten, aber dies sind die, die ich empfehle und anwende.

Der Milz-Meridian am Fuß befindet sich unterhalb der Fußknochen. Sie können die Fußknochen spüren, wenn Sie diese massieren. Da die Punkte mit Hilfe der Knochen lokalisiert werden, macht es das Körperbild etwas schwieriger, die Punkte auf dem Bild zu finden. Drücken Sie einfach Ihren Fuß und massieren Sie direkt unter dem Zeh und den Fußknochen. Dort befinden sich die Punkte. Sie müssen Ihre Position nicht genau bestimmen, massieren Sie mehrere Punkte in diesem Bereich mit einem Mini-Massagegerät, aber nicht direkt auf einer offenen Wunde.

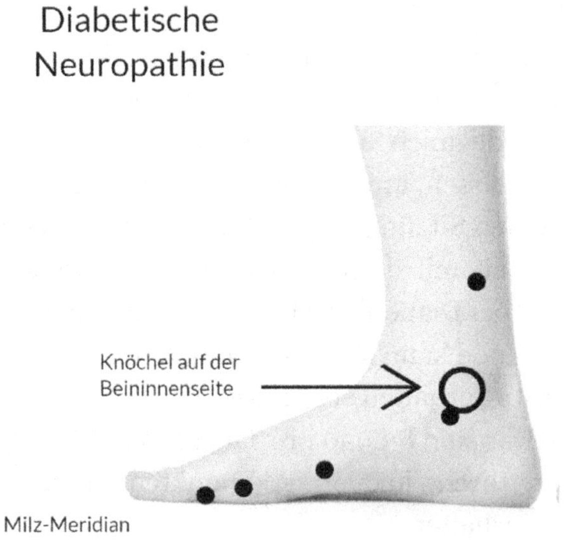

Wenn Sie eine offene Wunde haben, sollten Sie Ihren lokalen Akupunkteur aufsuchen, um eine so genannte „Einkreisen des Drachens"-Behandlung durchzuführen. Dabei werden winzige Nadeln um die Wunde herum platziert, was die Durchblutung verbessert. Die mangelnde Durchblutung ist die Ursache dafür, dass sich die Wunde nicht schließt, so dass die Verbesserung der Durchblutung in diesem Bereich die Heilung beschleunigt.

Eine tägliche Behandlung mit Akupressur könnte sehr hilfreich sein, um die Durchblutung zu verbessern.

Die Ba-Feng-Punkte werden verwendet, um die Durchblutung in den Zehen verstärkt anzuregen. Die Behandlung des Fußendes ist eine wirksame Methode zur Verbesserung der Durchblutung des gesamten Beines.

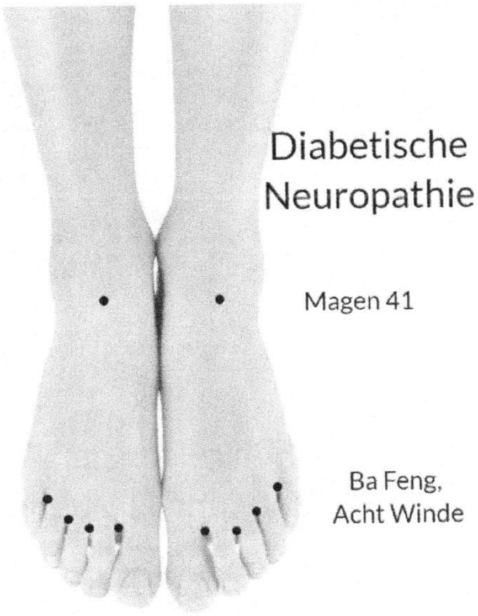

Magen 36 ist einer der am häufigsten verwendeten Akupunktur-Punkte. Es verbessert neben Hunderten von anderen Funktionen den Blutfluss im Bein. Milz 6 hilft, die Wundheilung überall am Körper zu verbessern. Magen 41 liegt auf dem Fuß, es ist ein Schlüsselpunkt zur Behandlung von Fallfuß, Fußschmerzen oder Durchblutungsstörungen. Ich würde Magen 36, 40 und 41 täglich behandeln. Der Magen-Meridian ist der stärkste Meridian auf dem Bein, um Bein- und Fußerkrankungen zu behandeln.

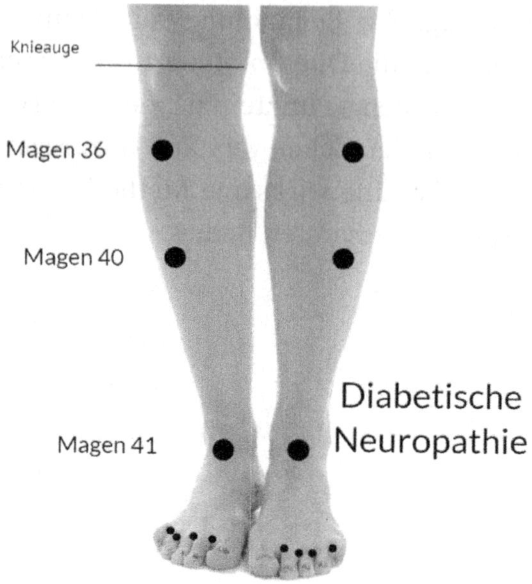

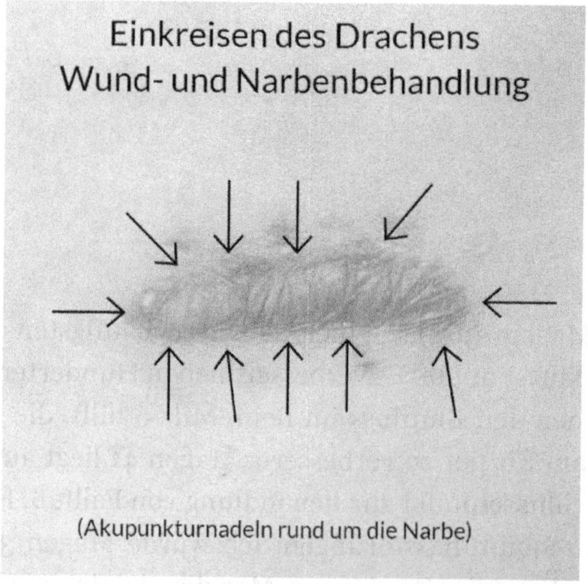

(Akupunkturnadeln rund um die Narbe)

Hinweise zur Behandlung

Akupunktur allein reicht aus, um die Durchblutung in den Füßen und Beinen wiederherzustellen. Ich habe Akupressur allein bisher nicht angewendet, aber ich glaube, es würde helfen. Alles, was Sie tun, um die Durchblutung zu verbessern oder die Durchblutung zu steigern, wird helfen. Da ich Ihren persönlichen Zustand nicht kenne, konsultieren Sie bitte Ihren Arzt, bevor Sie versuchen, sich selbst zu behandeln. Bitte akzeptieren Sie nicht die Unvermeidbarkeit einer Amputation. Mit der richtigen Behandlung könnten Sie sich schneller erholen, als Sie denken.

Durchfall

Es gibt verschiedene Arten von Durchfall. Wenn Sie etwas Schlechtes gegessen haben, ist Durchfall keine schlimme Sache. Ihr Körper muss das, was Sie gegessen haben, wieder loswerden. Chronischer Durchfall kann mehrere Ursachen haben. Verdauungsschwäche ist die häufigste. Es gibt mehrere Akupressur-Punkte, die Durchfall wirksam behandeln.

Magen 25 ist der erste Punkt, den man ausprobieren sollte. Dieser Punkt ist etwa zwei Fingerbreit vom Bauchnabel entfernt. Es behandelt etwa 20 Dinge, darunter Verstopfung, Durchfall, Kolitis und Darmverschluss. Es bewirkt eine Regulierung des Darms.

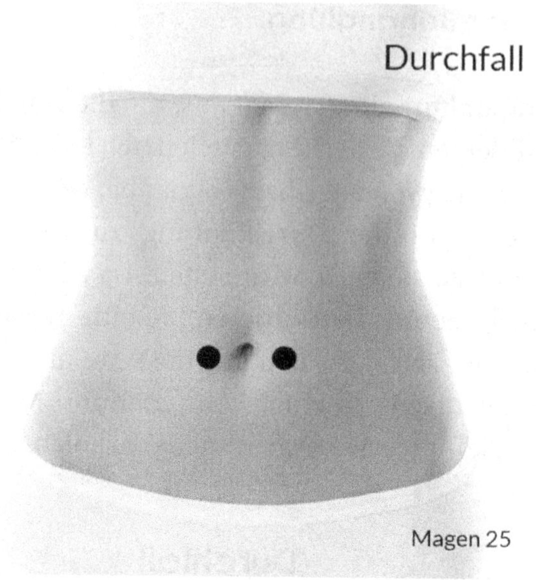

Chronische Diarrhöe wird oft durch eine schwache Verdauung verursacht. Die besten zu behandelnden Punkte sind Magen 36 und 37. Magen 36 sieht schwer zu finden aus, aber wenn man weiß, wie man messen muss, ist es einfach. Die Größe des Punktes ist ziemlich groß, also machen Sie sich keine allzu großen Sorgen, es zu verfehlen. Es ist einer der stärksten und wichtigsten Akupunktur-Punkte. Die Dutzenden von Funktionen und Indikationen dieses Punktes finden Sie in meinem Buch „*Handbuch der Akupunktur-Punkte*".

Wenn Sie nicht sicher sind, welchen Punkt Sie behandeln sollen, wählen Sie Magen 36, dieser Punkt ist sehr stark. Es wird verwendet, um das Immunsystem und die Verdauung zu stärken, Magen und Darm zu regulieren, Zwerchfellkrämpfe, Müdigkeit, Asthma, Erkältungen und Grippe zu behandeln, die Liste ist endlos.

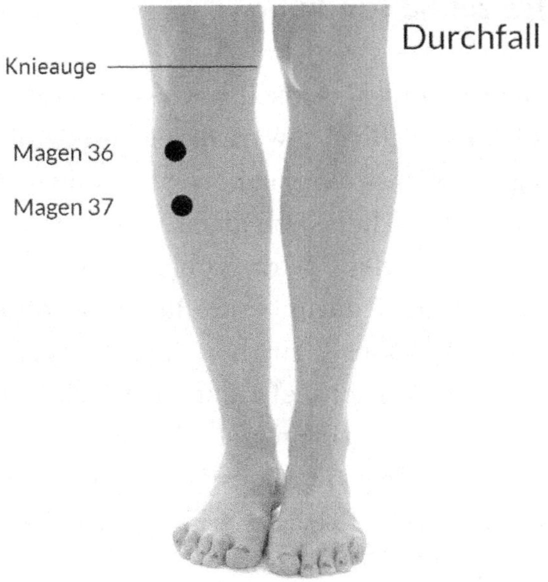

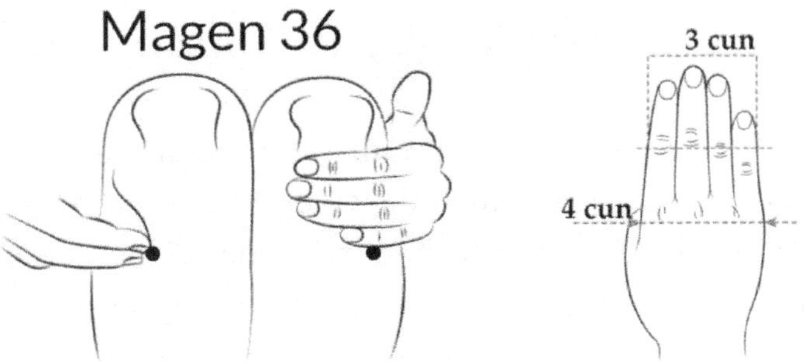

Zwei Möglichkeiten zur Lokalisierung

Alles, was Sie tun müssen, ist, Ihre Hand auf Ihr Knie zu legen. Der Punkt befindet sich knapp unter Ihrem kleinen Finger, etwa einen Zentimeter vom Schienbein entfernt.

Magen 37 befindet sich eine Handbreit oder 3 cun unterhalb von Magen 36. Es behandelt Durchfall, Gastritis, Beinschmerzen und -atrophie, Darmentzündungen und viele andere Dinge.

Hinweise zur Behandlung

Ingwerwurzel ist sehr wirksam zur Behandlung von Durchfall. Ich mag den Ingwerwurzelextrakt von Jarrow, den es in Kapseln gibt, so dass man nicht so viele Pillen nehmen muss. Ein Mangel an nützlichen Darmbakterien kann die Ursache für Durchfall und jedes Darmproblem sein. Es gibt mehrere großartige Produkte, darunter die Jarrow acidophilus und Garden of Life Primal Defense, ein homöostatischer Bodenorganismus (HSO). Diese Bakterien befanden sich früher auf frischem Obst und Gemüse, so bekamen die meisten Menschen ihre Darmbakterien. Ein großartiges Buch zu diesem Thema heißt *Eat Dirt* von Dr. Josh Axe. Er erklärt, wie die Darmgesundheit wiederhergestellt werden kann.

Erkältung und Grippe

Punkte, die das Immunsystem stärken, sind äußerst wirksam, um die Erholung von einer Erkältung oder Grippe zu beschleunigen. Die wichtigsten zu behandelnden Punkte sind Dickdarm 4 und 11, Magen 36 und 40 sowie Lunge 7.

Dickdarm 4 und 11 sind die ersten Punkte, die bei jedem Immunproblem gewählt werden sollten. Sie behandeln auch Allergien und Nasennebenhöhlen. Dickdarm 11 senkt das Fieber.

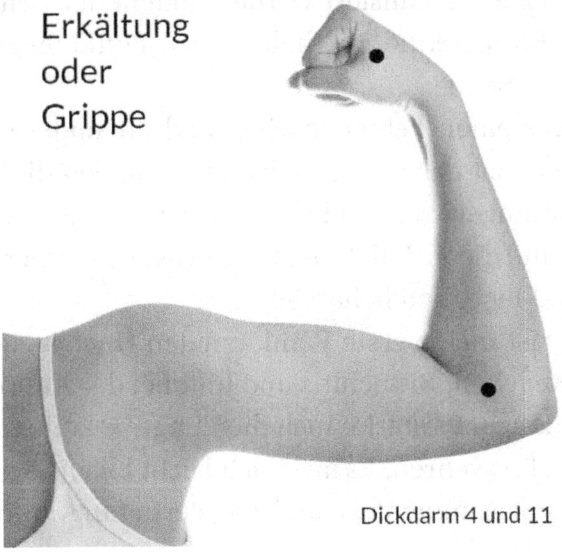

Lunge 5 ist nur notwendig, wenn die Erkältung Lungensymptome wie Keuchen, Bronchitis und Kurzatmigkeit der Lunge verursacht hat. Dies sind ernsthafte Symptome, und Sie sollten sofort einen Arzt aufsuchen. Ich schließe diesen Punkt mit ein, damit Sie es behandeln können, nachdem Sie einen Arzt aufgesucht haben.

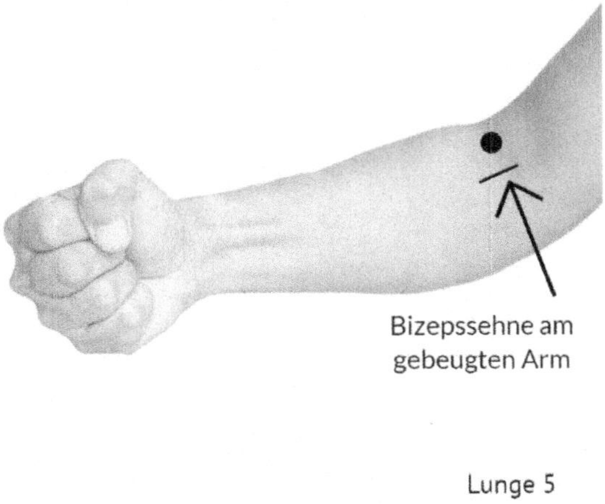

Lunge 5 kann lokalisiert werden, indem der Arm gebeugt wird, um die Bizepssehne zu finden. Der Punkt liegt auf der Daumenseite der Sehne.

Wenn Sie einen Fehler machen und die andere Seite der Sehne behandeln, ist das kein Problem. Obwohl ich diesen Punkt nicht bei Erkältungen verwende, ist es Pericardium 3, das das Herz reguliert und die Zirkulation in der Brust wiederherstellt, um Nesselsucht und Fieber zu behandeln.

Lunge 7 ist meine erste Wahl, um den Husten zu stoppen. Es behandelt Keuchen, Bronchitis und hilft bei der Auflösung von Mukus in der Lunge. Es stärkt auch die Lunge, was Ihrem Körper hilft, die Viren abzuwehren. Es lässt sich leicht lokalisieren, indem man die Hände zusammenlegt und die Vertiefung am Ende der Fingerspitze findet.

Erkältung und
Grippe,
Husten

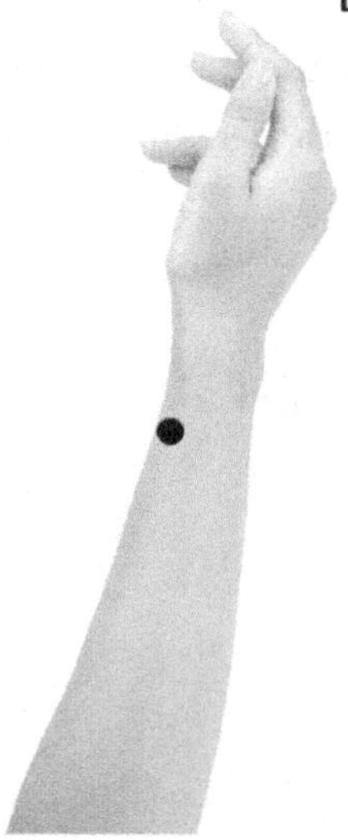

Lunge 7

Lokalisieren von Lunge 7

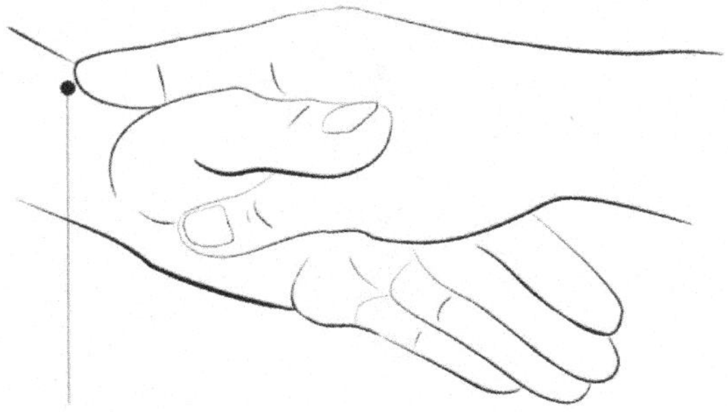

Als ich in der Akupunkturschule war, hatte mein Vater eine Erkältung, die sich in einen bellenden Husten verwandelt hatte. Ich wusste, dass das bedeutete, dass er den Virus nicht beseitigte, sondern dass es sich innerlich ausbreitete und möglicherweise zu einer Bronchitis oder Lungenentzündung führen würde. Er glaubte damals nicht an Akupunktur, aber er ließ es sich gefallen, dass ich ihn alle zwei Stunden oder so behandelte. Ich behandelte einfach Dickdarm 4, 11, Magen 36, 40 und Lunge 7. Am nächsten Tag hustete er überhaupt nicht mehr.

Magen 36 stärkt Ihr Immunsystem und Ihre Energie. Magen 40 ist als der Phlegma-Punkt bekannt. Es hilft, überschüssigen Mukus überall im Körper aufzulösen. Magen 40 befindet sich in der Mitte des Wadenbeins, gemessen vom Auge des Knies und vom äußeren Knöchel. Es kann auch etwa 8 cun vom Knieauge aus gemessen werden. Suchen Sie die Spitze des Schienbeins, und der Punkt liegt 2 cun davon entfernt.

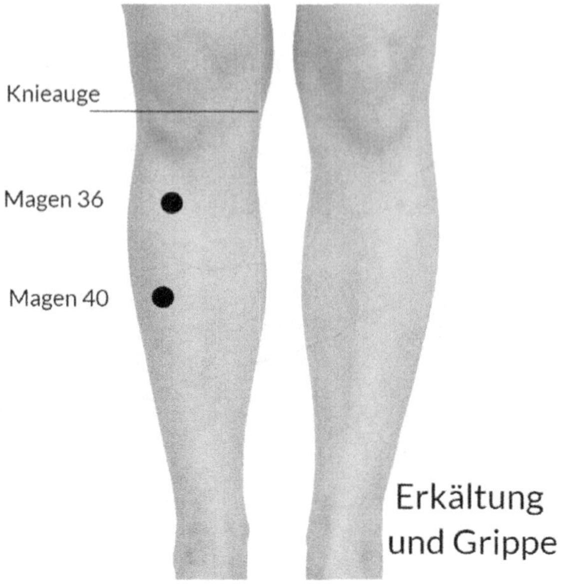

Hinweise zur Behandlung

Es gibt chinesische Kräuterrezepturen, die in der heutigen Zeit zur Behandlung von Viren entwickelt wurden. Wenn ich nicht in der Lage wäre, die Rezepturen zu verwenden, die nur über Akupunkteure erhältlich sind, würde ich Planetary Herbals Andrographis Respiratory Wellness nehmen. Die Inhaltsstoffe sind: Extrakt der oberirdischen Teile von Andrographis, Olivenblattextrakt, *Echinacea purpurea*-Wurzelextrakt, Isatis-Wurzelextrakt, Gelbwurzel-Wurzel, Löwenzahnwurzelextrakt, Knoblauchzwiebel, Ingwerwurzel und Süßholzwurzel. Diese Rezeptur tötet alle Arten von Viren ab. Ich verwende eine ähnliche Rezeptur zur Behandlung von Blasenentzündungen und anderen Arten von Infektionen. Wenn solche Kräuterformeln bei den ersten Anzeichen einer Erkältung oder Grippe eingenommen werden, lässt sich das Problem oft sehr schnell beheben, bevor Sie sehr krank werden.

Es gibt ein Buch über die vielen Kräuter, die verschiedene Arten von Viren behandeln. Das Buch heißt *Herbal Antivirals* von Stephen Harrod Buhner. Ich verwende dieses Buch regelmäßig. In diesem Buch gibt Stephen sogar Informationen darüber, welche Kräuter gegen Ebola und Epstein Barr eingesetzt werden können.

Da es in der modernen Medizin keine gute Behandlung von Viren gibt, halte ich es für eine gute Idee, Kräuter zu erforschen, die seit Tausenden von Jahren verwendet werden. Wenn Sie diese Rezepturen griffbereit halten und sie beim ersten Anzeichen einer Erkältung anwenden, bekommen Sie vielleicht nicht einmal eine Erkältung. Wie wertvoll wäre das?

Fieber

Fieber kann ein sehr ernstes Problem sein. Die normale Körpertemperatur liegt bei etwa 37°C. Delirium und Krämpfe können die Folge von hohen Körpertemperaturen sein. Eine Temperatur von 40°C wird allgemein als gefährlich angesehen, obwohl alles über 38°C von einem Arzt untersucht werden sollte.

Dickdarm 11 ist der Punkt Nummer eins, der zur Fiebersenkung eingesetzt werden sollte. Dieser Punkt wird auch zur Stärkung des Immunsystems und zur Behandlung von Erkältungen, Grippe und Allergien eingesetzt.

Ich hatte einmal eine Patientin in den Siebzigern, die die Grippe hatte. Sie weigerte sich, einen Arzt aufzusuchen. Sie rief mich immer wieder an und sagte mir, ihre Mutter versuche, über ihren Radiowecker mit ihr zu sprechen. Schließlich ging ich zu ihr nach Hause und versuchte, sie davon zu überzeugen, ins Krankenhaus zu gehen. Sie war knallrot und hatte Fieber. Sie schien dehydriert zu sein. Ich behandelte Dickdarm 11 und ihr Körper kühlte sich nach etwa einer Stunde ab. Schließlich konnte ich sie überzeugen, ins Krankenhaus zu gehen. Da sie eine Zeit lang Fieber gehabt hatte, war sie dehydriert und brauchte intravenöse Flüssigkeiten, um ihren Körper wieder aufzufüllen. Fieber immer ernst nehmen.

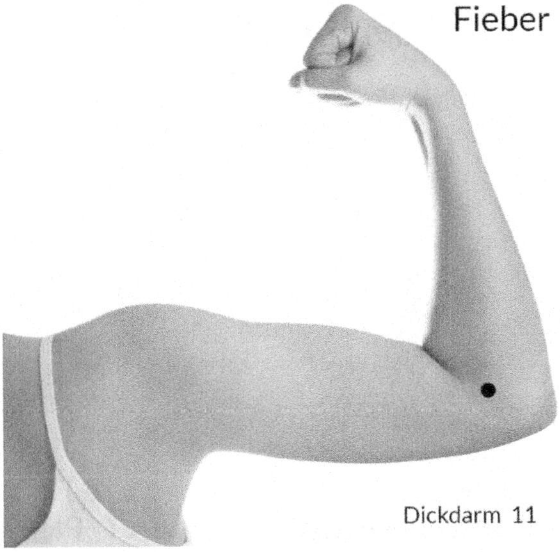

Nachdem ich Dickdarm 11 gegen das Fieber behandelt habe, würde ich die Behandlung von Magen 36 in Erwägung ziehen, um das Immunsystem zu stärken. Weitere Punkte werden im Kapitel Erkältung und Grippe erläutert.

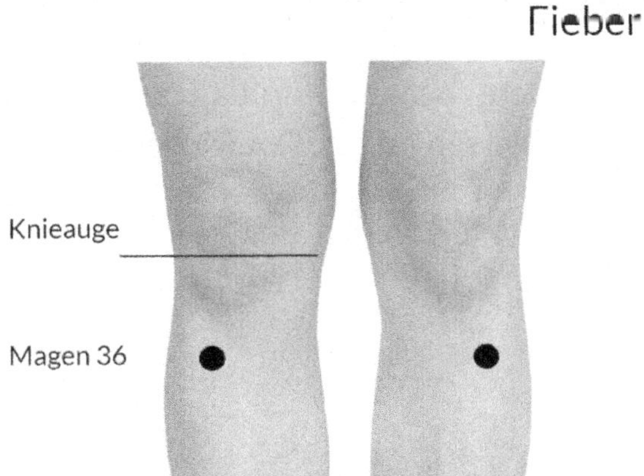

Magen 36

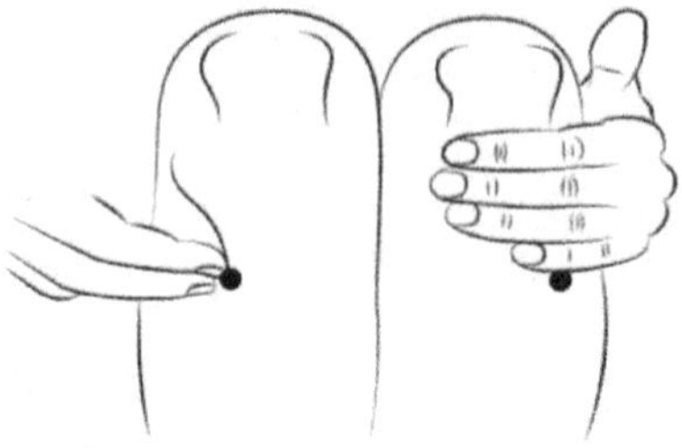

Zwei Möglichkeiten zur Lokalisierung

Fußsohlenfaszienentzündung („Plantar Fasciitis")

Plantar Fasciitis ist eine Entzündung der Faszie oder des Bindegewebes an der Fußsohle. Die Plantar Fasziitis verursacht häufig starke Fersenschmerzen am Morgen. Wenn Sie nachts schlafen, entspannt sich der Fuß. Wenn Sie morgens aufstehen, dehnen Sie die Faszie wieder aus, was unerträgliche Schmerzen verursachen kann. Es fühlt sich an, als wäre man gerade auf einen Nagel getreten.

Punkte auf dem Nieren-Meridian stellen die gesunde Durchblutung in den Fersen und Füßen wieder her.

Fußsohlenfaszienentzündung

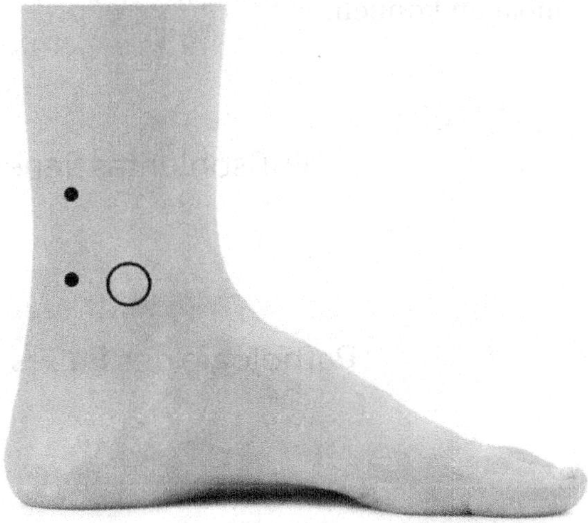

Nieren 3, 7

Hinweise zur Behandlung

Das Tragen von Schuhen mit dünnen Sohlen kann die Faszie reizen und diese entzünden. Das Tragen von Schuhen, die keine Stütze für das Fußgewölbe haben, kann dazu führen, dass das Fußgewölbe absackt und Druck auf Bereiche ausübt, wo es keinen Druck haben sollte. Schuhe mit einer guten Unterstützung des Fußgewölbes sind wichtig.

Es gibt Nachtschienen, die den Fuß in der gebeugten Position halten können, was ihm bei der Heilung hilft und den Druck und die Schmerzen beim ersten Aufstehen lindert.

Ich schlage vor, dass Sie den ganzen Tag und die ganze Nacht Schuhe mit einer guten Stütze für das Fußgewölbe tragen, um die Heilung zu unterstützen. Wenn die Muskeln und Sehnen im Fuß aufgrund eines Mangels an guter Gewölbestütze entzündet sind, kann eine gute Gewölbestütze den Schmerz vollständig lindern.

Sie können den ganzen Tag Schuhe tragen, um den Fuß während der Heilung zu schützen. Ecco und Merrell stellen Schuhe mit guter Unterstützung des Fußgewölbes her, und Sie können Fußgewölbestützen kaufen, die Sie in Ihre vorhandenen Schuhe einbauen können.

Fußsohlenfaszienentzündung

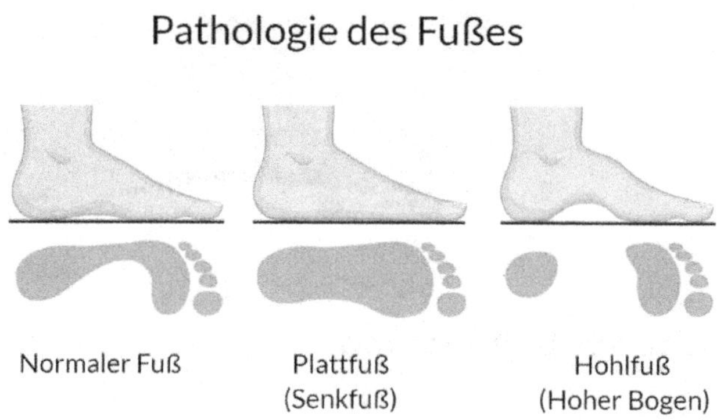

Gallensteine

Vielen Menschen wird aufgrund von Gallensteinen die Gallenblase entfernt. Ich glaube, dies sollte die letzte Option sein. Es gibt viele Möglichkeiten, diese auf natürliche Weise zu behandeln.

Zu den Symptomen von Gallensteinen gehören Übelkeit, Erbrechen, Schwitzen, Fieber und Schüttelfrost. Wenn die Galle blockiert ist, kann es sein, dass Sie lehmfarbenen Stuhlgang haben. Möglicherweise haben Sic auch Rücken- und Schulterschmerzen.

Es gibt einen extra Akupunktur-Punkt speziell zur Behandlung von Gallensteinen. Dieser liegt neben dem Punkt Gallenblase 34, der zur Regulierung der Gallenblase und der Leber eingesetzt werden kann. Ich habe den Gallensteinpunkt einmal verwendet, und es war sehr wirksam. Ich weiß, dass dieser Punkt etwas schwierig zu lokalisieren ist, aber ich wollte ihn in diesem Buch aufnehmen.

Der Gallenblasen-Punkt, Dan Nang Xue, befindet sich unterhalb des Knies, auf der Seite des Unterschenkels. Es klärt die Hitze oder Entzündung der Gallenblase, wie die chinesische Medizin es nennt. Es befindet sich 1-2 cun unterhalb der Gallenblase 34. Die Gallenblase 34 befindet sich unter und vor dem Wadenbeinkopf, der sich neben dem Schienbein befindet.

Gallensteine

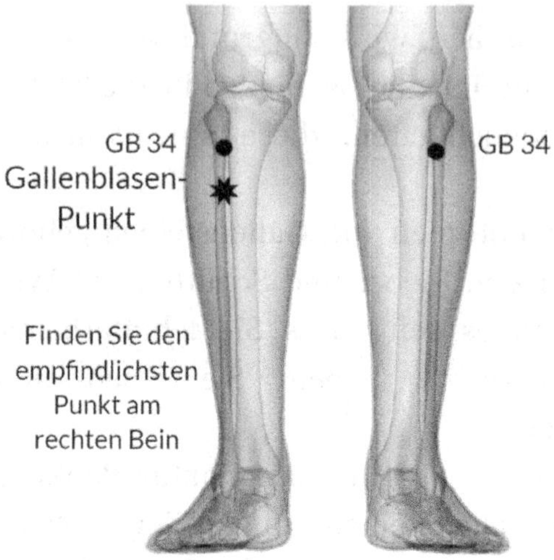

Hinweise zur Behandlung

Es gibt zahlreiche Kräuter, die seit Jahrhunderten verwendet werden, um Steine aufzulösen. Planetary Herbals stellt ein großartiges Produkt her, das Kräuter gegen Gallensteine und Nierensteine enthält und Stone Free genannt wird. Konsultieren Sie immer Ihren Arzt. Gallensteine können ernsthafte Probleme verursachen.

Apfelsaft löst auch Gallensteine auf. Der Ehemann einer meiner Patienten hatte Gallensteine und weigerte sich, Kräuter dagegen einzunehmen. Sie erfuhr, dass Apfelsaft diese auflösen würde, also gab sie ihm einfach jeden Tag Apfelsaft, bis die Steine sich aufgelöst hatten. Es scheint, dass die Apfelsäure in den Äpfeln die Steine auflöst.

Gewichtsabnahme

Dies ist eine häufige Frage, die Akupunkteuren gestellt wird. Kann Akupunktur Ihnen helfen, Gewicht zu verlieren? Die Antwort darauf ist, dass Akupunktur Ihnen bei der Behandlung von Problemen helfen kann, die zu einer Gewichtszunahme führen können, aber sie kann eine schlechte Ernährung nicht überwinden.

Ich hatte mehrere Patienten, die in einem Monat 10 Pfund abgenommen haben. Sie hatten sich bereits ziemlich gesund ernährt, waren aber nicht in der Lage, Gewicht zu verlieren. Die Akupunktur kann Ihnen auf vielfältige Weise helfen, Gewicht zu verlieren.

Akupunktur kurbelt Ihren Stoffwechsel an, indem sie Ihre Nieren stärkt und die Verdauung und Ausscheidung verbessert. Es hilft auch, überschüssige Flüssigkeitsansammlungen loszuwerden. Um überschüssige Flüssigkeit loszuwerden, muss Ihr Körper gesund sein.

Vielleicht haben Sie schon davon gehört, dass jemand Ohrnadeln oder -Samen bekommt und Gewicht verliert. Es gibt Punkte am Ohr, die dem Mund und dem Magen entsprechen. Die Stimulierung dieser Punkte reguliert den Magen. Wenn Sie zu viel essen, weil Sie eine Magenerkrankung haben, helfen die Ohr-Punkte. Sie sind keine dauerhafte Lösung zur Gewichtsabnahme. Darüber hinaus ist es nach einigen Tagen nicht mehr wirksam, Ohr-Samen oder -Stifte in das Ohr zu stecken. Die Punkte reagieren zunächst, dann schalten sie ab und funktionieren nicht mehr. Ich verwende das Ohr zur Behandlung von Nacken- und Rückenschmerzen, aber ich wechsle die Punkte abwechselnd von links nach rechts, um eine Überstimulierung des Ohres zu vermeiden.

Die Punkte, die Ihnen am besten beim Abnehmen helfen, stärken die Verdauung, leiten überschüssige Flüssigkeit ab und kurbeln die Nieren an, um den Stoffwechsel zu verbessern.

Niere 3 und 7 stärken die Nieren, um das Energieniveau anzukurbeln und überschüssige Flüssigkeit loszuwerden.

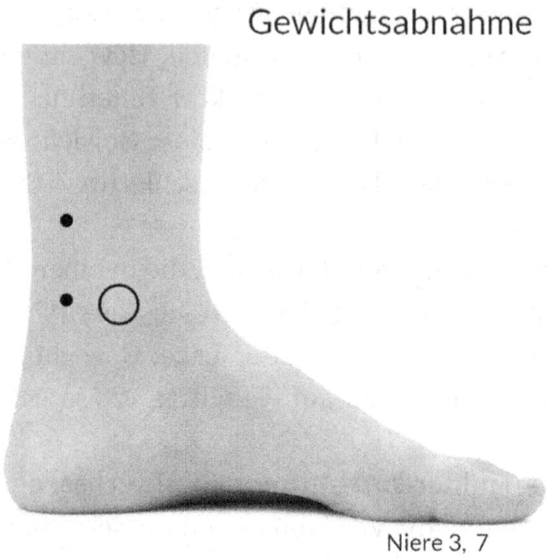

Milz 9 ist ein wichtiger Punkt, um Ihrem Körper zu helfen, überschüssige Flüssigkeit auszuscheiden.

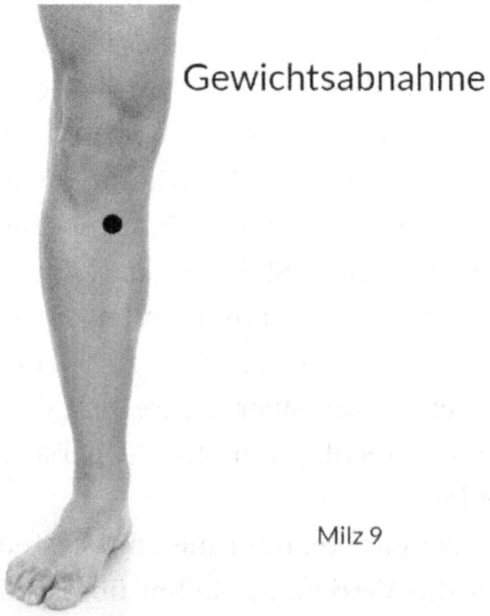

Milz 6 ist ein wichtiger Punkt, um Hormone auszugleichen sowie Schwellungen und Flüssigkeitsansammlungen zu reduzieren. Es behandelt auch Schwellungen nach Operationen.

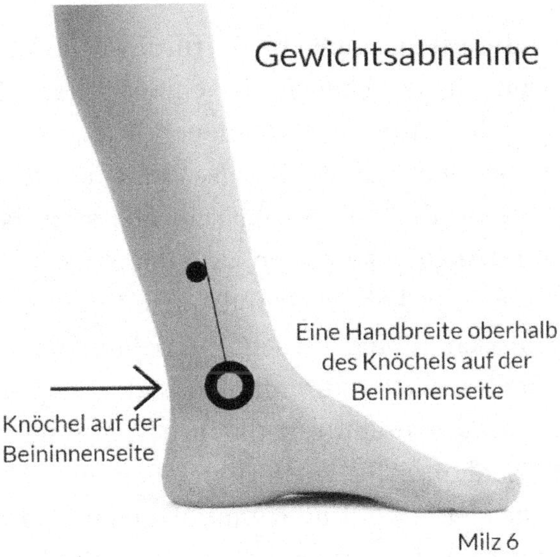

Magen 36 dies ist einer der am häufigsten verwendeten Akupunktur-Punkte. Es kurbelt das Immunsystem an, stärkt die Verdauung und etwa 100 andere Dinge.

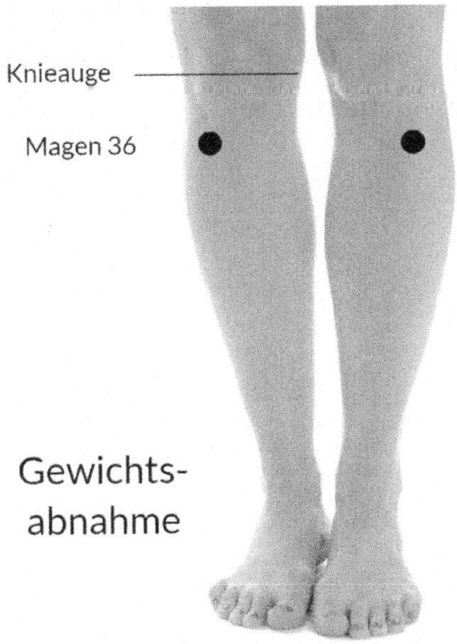

Akupunktur reguliert die Funktion des Körpers. Es stärkt die Verdauung, verbessert das Energieniveau und den Schlaf.

Häufiges Wasserlassen, Blasenschwäche, Inkontinenz

Die häufigste Ursache für Harnschwäche ist eine schwache Nierenenergie. In der Theorie der chinesischen Medizin nimmt mit zunehmendem Alter die Nierenenergie ab. Unsere Nieren sind sowohl für die Blasenkontrolle als auch für die Stuhlkontrolle zuständig. Wenn die Nieren sehr schwach sind, ist die Blase zu schwach, um den Urin zu halten, und der Körper kann den Stuhl nicht halten. Es gibt keinen Grund, darunter zu leiden. Sowas ist mit der chinesischen Medizin sehr gut behandelbar.

Zusätzlich zu Akupunktur und Akupressur gibt es chinesische Kräuterrezepturen, die Ihre Nieren schnell verbessern und die Blasenkontrolle wiederherstellen. Es ist möglich, der Grundursache der Inkontinenz vorzubeugen und zu behandeln, die Menschen dazu zwingen kann, Inkontinenzeinlagen oder Windeln für Erwachsene zu verwenden. Ich behandle dies sehr oft bei Männern und Frauen. Sie sind immer überrascht, dass es ihnen so schnell besser geht.

Die wichtigsten Punkte zur Behandlung von Inkontinenz sind Niere 3, 6 und 7. Dies ist eine wirkungsvolle Behandlung zur Lösung von Nierenproblemen.

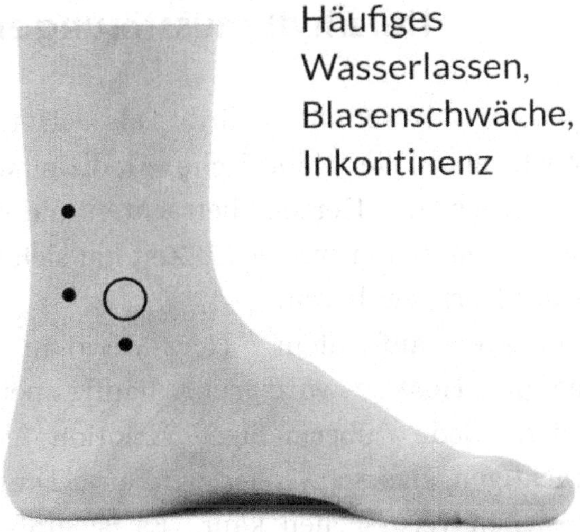

Hinweise zur Behandlung

In der chinesischen Medizin gibt es eine lange Geschichte bei der Verwendung nierenstärkender Kräuter zur Behandlung von Symptomen des Alterns, wie Osteoarthritis, Schmerzen und Harnschwäche. Die Kräuter können auch zur Steigerung des Energieniveaus und zur Verbesserung der Lebensqualität eingesetzt werden.

Cordyceps ist ein Beispiel für ein chinesisches Kraut, das die Nieren stärkt. Ihr lizenzierter Akupunkteur wird Ihnen starke Kräuter verschreiben, um Ihre Nieren schnell wiederherzustellen. Die Einnahme von nierenstärkenden Kräutern ist eines der verjüngendsten Mittel, das Sie für Ihre Gesundheit tun können, aber es gibt keinen schnelleren Weg, sich selbst zu schädigen, als die Einnahme von Nierenkräutern, die nicht zu Ihnen passen.

Die Nebenwirkungen der Einnahme von Nierenkräutern, die für Sie nicht geeignet sind, sind Hitzewallungen, Schlaflosigkeit und Gesichtsbehaarung bei Frauen. Ihr lizenzierter Akupunkteur wird eine Ausbildung in chinesischen Kräutern für eine schnelle Lösung dieses Problems haben.

Herzrhythmusstörungen

Dieser Abschnitt wird als Herzrhythmusstörung bezeichnet, aber die chinesische Medizin würde es als ein Ungleichgewicht des Herzens betrachten und die Diagnose über den Puls stellen. In der modernen Zeit hat sich gezeigt, dass diese Punkte das Herz regulieren.

Punkte auf dem Herz-Meridian regulieren die Herzenergie. Herz 7 wird sehr häufig bei Angstzuständen verwendet. Jede übermäßige Emotion kann das Herz beeinträchtigen, das schwächer wird und Dinge wie Angst und Schlaflosigkeit verursachen kann. Es ist einfach, diesen Punkt entweder mit einem Mini-Massagegerät oder mit der Fingerspitze zu behandeln.

Herz 5 ist der primäre Punkt, der bei einem unregelmäßigen Herzschlag eingesetzt werden sollte. Herz 5 und 7 können in der gleichen Behandlung kombiniert werden. Zur Behandlung dieser Punkte können Sie Ihren Daumennagel verwenden.

Pericardium 6 kann zum Öffnen des Blutkreislaufs in der Brust verwendet werden. Dies hilft auch bei der Behandlung von Magenproblemen. Dieser Punkt wird bei flachgehaltener Hand lokalisiert, die Hand nicht zurückbeugen. Es befindet sich 2 cun von der Handgelenksfalte entfernt.

Herzrhythmusstörungen

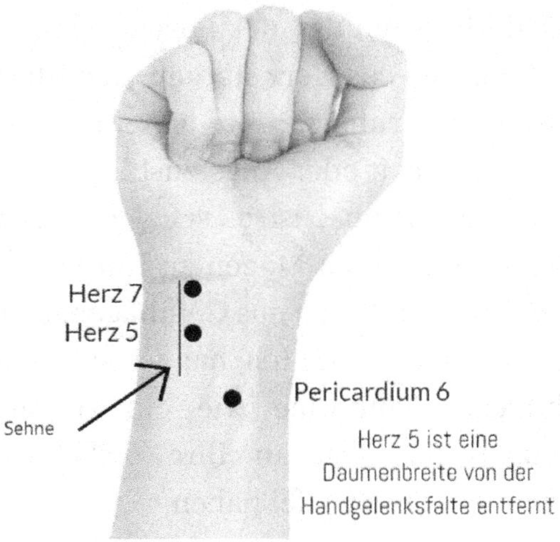

2 Cun

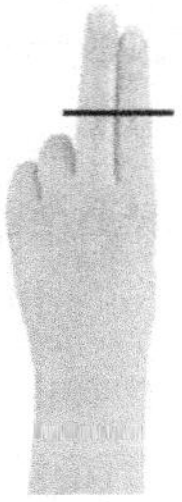

Herz 7

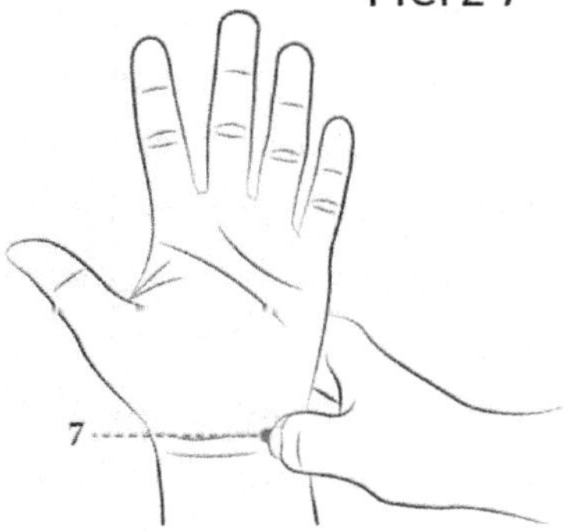

Natürlich ist dies eine sehr ernste Angelegenheit und Sie sollten immer Ihren Arzt konsultieren, wenn Sie glauben, dass Sie ein Problem haben. Die chinesische Medizin behandelt Gesundheitsprobleme auf einer energetischen Ebene. Manchmal werden westliche Tests durchgeführt, die kein Ungleichgewicht aufzeigen. Die chinesische Medizin zeichnet sich dadurch aus, dass sie Probleme auf energetischer Ebene behandelt, bevor sie von der westlichen Medizin als Problem betrachtet werden.

Hinweise zur Behandlung

Viele Kräuter werden in der chinesischen Medizin zur Wiederherstellung der Brustzirkulation verwendet. Es gibt Kräuter, die das Herz stärken, den Blutfluss im Herzen regulieren und es beruhigen, wenn ein Ungleichgewicht im Herzen Schlaflosigkeit oder Angstzustände verursacht.

Manchmal ist es schwer zu sagen, ob es etwas mit dem Herzen oder dem Magen zu tun hat. Jede Verengung in diesem Bereich kann Ihnen das Gefühl geben, dass es Ihr Herz ist, obwohl es Ihr Magen ist. Ich habe festgestellt, dass Zwerchfellbrüche ähnliche Symptome wie ein Herzinfarkt verursachen. Bitte wenden Sie sich an Ihre örtliche Notaufnahme, wenn Sie irgendwelche Zweifel haben.

Ein beliebtes pflanzliches Herztonikum ist die Weißdornbeere. Es ist ein sanftes Tonikum und wird in Europa seit vielen Jahren zur Behandlung von Herzproblemen eingesetzt. In der chinesischen Medizin wird die Weißdornbeere verwendet, um die Verdauung von Fetten zu verbessern.

Die Weißdornbeere wird in China in Süßigkeiten verarbeitet, so wie die Kirsche im Westen verwendet wird. Es hat einen angenehmen Geschmack. Sie können ein Weißdornbeerenextraktpulver kaufen und daraus einen Tee zubereiten. Es heißt auf Chinesisch Shan Zha, und Kräuterextrakte gibt es in 100-Gramm-Flaschen. Wenn Sie es vorziehen, Kapseln einzunehmen, hat Planetary Herbals ein gutes Weißdornextraktprodukt in Kapseln. Dieses Produkt kann Ihren Blutdruck senken und die Dicke Ihres Blutes reduzieren. Wenn Sie von einem Arzt behandelt werden, würde ich ihn immer fragen, ob es für Sie in Ordnung ist.

Hitzewallungen

In der Theorie der chinesischen Medizin werden Hitzewallungen gewöhnlich durch eine schwache Nierenenergie verursacht. Mit zunehmendem Alter nimmt das Yin der Niere ab, was für viele Alterungserscheinungen bei Männern und Frauen verantwortlich ist. Es ist jedoch bei Frauen stärker ausgeprägt.

Hitzewallungen werden dadurch verursacht, dass Ihr Körper auf einen Östrogenmangel reagiert. In der westlichen Medizin gibt es viele Meinungsverschiedenheiten darüber, welches Hormon bei der Behandlung von Hitzewallungen und anderen Symptomen wie Scheidentrockenheit, Schlaflosigkeit, Müdigkeit, Reizbarkeit und all den anderen Freuden des Alterns am wichtigsten ist. Einige Leute sagen, dass Progesteron das wichtigste Hormon ist, das ersetzt werden muss. Andere sagen, Östrogen sei das, was man ersetzen müsse.

Nach meiner Erfahrung können bioidentische Hormone die Symptome der Menopause und Perimenopause stoppen, aber sie sind nicht so wirksam wie chinesische Kräuter bei der Behandlung aller Aspekte der Hormonschwäche. Ich glaube, es gibt Hormone, die von der westlichen Medizin nicht erkannt worden sind. Die Einnahme bioidentischer Hormone kann sehr heikel sein.

Der Nieren-Meridian ist der wichtigste zur Behandlung von Hitzewallungen. Niere 6 hilft dem Nieren-Yin, oder Östrogen. Da jedoch jeder Nierenmangel Hitzewallungen verursachen kann, würde ich die obersten 3 Punkte auf dem Nieren-Meridian behandeln.

Niere 3, 6, 7. Diese Punkte behandeln auch Müdigkeit, Harnschwäche und Inkontinenz sowie Blasenschwäche. Ich würde diese drei Punkte zusammen behandeln.

Hitzewallungen

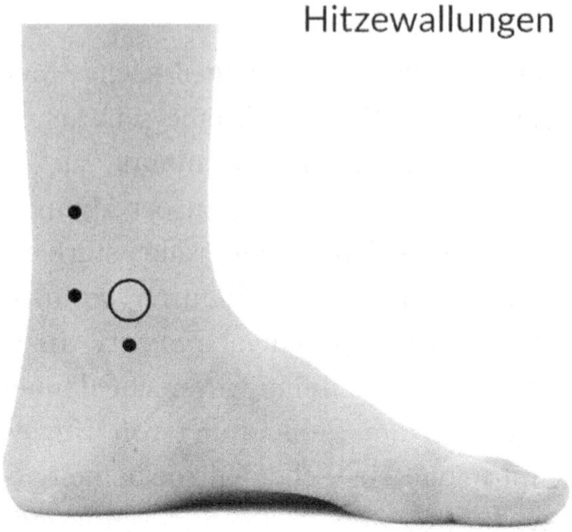

Niere 3, 6, 7

Hinweise zur Behandlung

Phytoöstrogen wird normalerweise aus Yamswurzeln gewonnen. Solaray stellt ein Produkt namens Phytoestrogen her. Dieses stoppt Hitzewallungen in ein oder zwei Tagen. Ich persönlich bevorzuge dies gegenüber bioidentischen Hormonen. Obwohl es viele rezeptfrei erhältliche Produkte gibt, bin ich der Meinung, dass Frauen so schnell wie möglich Linderung erhalten sollten, während sie nach guten langfristigen Optionen suchen.

Es wird nicht empfohlen, Östrogene langfristig ohne Progesteron einzunehmen. Es gibt immer ein hormonelles Gleichgewicht, und es ist möglich, dass zu viel von jeder Art der Östrogenbehandlung Probleme verursachen kann.

Mit chinesischen Kräutern lässt sich dieses Problem umgehen. Es können Nierentonika verwendet werden, die Ihrem Körper helfen, seine eigenen Hormone zu bilden. Diese müssen auch überwacht werden, da Sie Ihr Yin- und Yang-Gleichgewicht herstellen und die Verdauung behandeln müssen. Chinesische Kräuter können den Körper wieder so herstellen, wie er war, bevor Sie Hormone zu verlieren begannen. Sie werden mehr

Kopfhaarwachstum und bessere Wimpern bemerken. Ich glaube, dass chinesische Kräuter das endokrine System viel besser wiederherstellen als bioidentische Hormone.

Eine andere wirksame Möglichkeit ist die Einnahme von Kräuterrezepturen, die für die Leber bestimmt sind. Dies wird immer beliebter. Eine Option heißt Jia Wei Xiao Yao Yao San, die als „Freier und leichter Wanderer“ bezeichnet wird. Planetary Herbals stellt ein Produkt namens Bupleurum Calmative Compound her. Es enthält Dang Gui (Chinesische Engelwurz), Atraktylodes, Pfingstrosenwurzel, Poria, Ingwerwurzel, Süßholzwurzel, Minze und Hasenohen-Wurzel (Bupleurum-Wurzel).

Es basiert auf Jia Wei Xiao Yao San und ist eine der ersten Rezepturen zur Behandlung von Stress, Hormonungleichgewicht, Unfruchtbarkeit, Reizbarkeit und vielen anderen Problemen.

Hoher Blutdruck

In der Theorie der chinesischen Medizin wird Bluthochdruck in der Regel durch ein Ungleichgewicht der Leber oder einer Nierenschwäche verursacht. Es besteht ein Yin-Mangel der Leber, der das Yang ansteigen lässt. Ich weiß, das klingt verrückt, aber so wird es erklärt. Es gibt noch andere Ursachen, aber das ist die häufigste.

Da jeder Mensch anders ist, kann man nicht einfach bei allen die gleichen Akupunktur-Punkte verwenden und gute Ergebnisse erzielen. Eine vollständige Diagnose wird gestellt, und die Nieren, die Leber und jedes andere Organ, das aus dem Gleichgewicht geraten ist, werden behandelt. Es gibt jedoch mehrere Punkte, die am häufigsten zur Senkung des Blutdrucks eingesetzt werden. Ich glaube, dass die modernen Ursachen für Bluthochdruck oft nicht die gleichen sind wie das, was im alten China die Symptome von Bluthochdruck verursacht haben könnte.

Es scheint eine etwa fünfzigprozentige Erfolgschance bei der Anwendung dieser Punkte zu bestehen, und es wird nicht wehtun. Wie alle Akupunktur-Punkte regulieren sie den Körper.

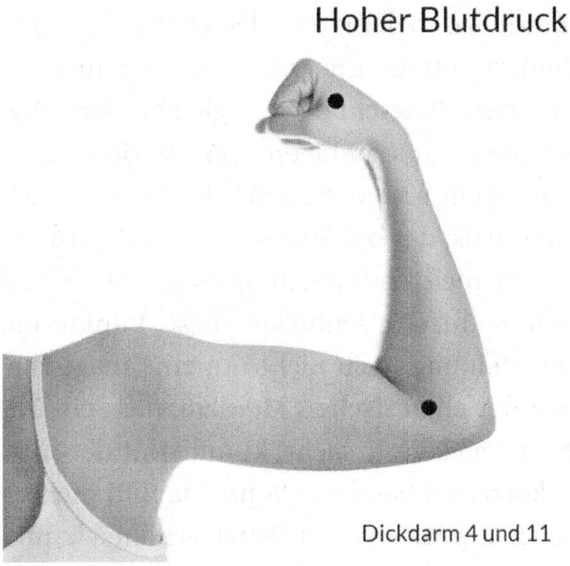

Dickdarm 4 und 11 bringen den Körper ins Gleichgewicht.

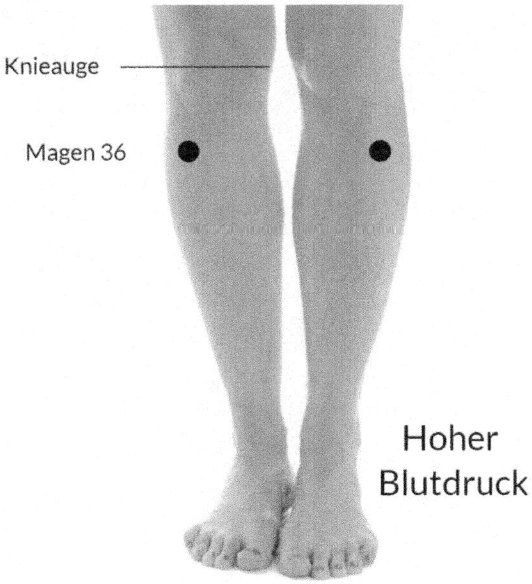

Da die Leber die Wurzel vieler Probleme ist, ist es wichtig, die Leber zu behandeln. Dickdarm 4 wird oft mit Leber 3 kombiniert, um die Energie im Körper auszugleichen. Es wird als Vier-Pforten bezeichnet. Es gleicht den Oberkörper mit dem Unterkörper aus. Magen 36 fördert die Verdauung, das Immunsystem und verbessert die Energie. Leber 3 ist der Punkt Nummer eins, der bei Stress eingesetzt wird.

Die meisten Forschungsarbeiten über Akupunktur-Punkte für den Blutdruck schließen diese Punkte ein. Es handelt sich meiner Meinung nach nicht um eine magische Kristallkugel. Die Theorie der chinesischen Medizin, dass ein Mangel an Leber-Yin Bluthochdruck verursacht, könnte mit der modernen verstopften Leber korreliert werden. Wenn das Blut dicker ist, muss das Herz stärker pumpen, was den Druck erhöhen kann.

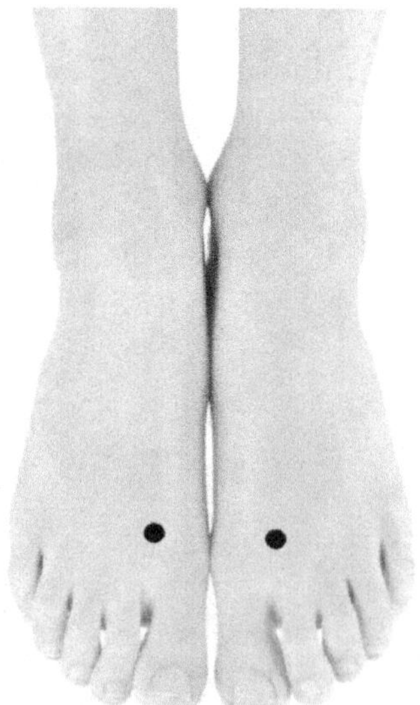

Hoher Blutdruck

Leber 3

Die meisten Menschen wollen ihre Ernährung nicht umstellen, deshalb schlage ich vor, dass sie einen Arzt aufsuchen und Medikamente zur Behandlung von Bluthochdruck einnehmen. Dies ist keine Krankheit, die man ignorieren möchte. Es ist wichtig, dass Sie Ihren Blutdruck regelmäßig kontrollieren. Ihr Arzt wird Ihnen sagen, was für Sie am besten ist.

Wenn Sie bereits Medikamente gegen Bluthochdruck einnehmen, müssen Sie diesen täglich sorgfältig überwachen, wenn Sie mit Akupressur und Nahrungsergänzungsmitteln beginnen. Wenn Ihr Blutdruck zu niedrig wird, könnten Sie ohnmächtig oder sehr müde werden.

Hinweise zur Behandlung

Die Weißdornbeere wird verwendet, um das Herz sanft zu stärken und zu regulieren. Planetary Herbals ist ein gutes Produkt für Kapseln. Die Weißdornbeere wird in China als Tee getrunken. Wenn Sie Weißdornbeerenextrakt in Tee-Form probieren möchten, suchen Sie nach dem Namen Shan Zha. Das ist der chinesische Name. Er hat einen großartigen Geschmack, aber Sie müssen ein wenig Süßstoff hinzufügen, da er leicht sauer ist.

CoQ10 ist ein erstklassiges Herztonikum. Statin-Medikamente verbrauchen CoQ10. Ich glaube, jeder über 40 sollte die Einnahme von CoQ10 in Erwägung ziehen. Dosierungen von 400 bis 600 Milligramm wurden bereits zur Behandlung von Herzinsuffizienz eingesetzt. Der offizielle Name für CoQ10 ist Ubichinon.

Es gibt eine neuere und wirksamere Form von CoQ10 mit dem Namen Ubiquinol. Es wird von Menschen über 40 Jahren besser absorbiert. Jarrow stellt ein ausgezeichnetes Produkt her. Ich habe von jemandem gehört, der mit der Einnahme von CoQ10 begann und seine Dosis reduzieren musste, weil es seinen Blutdruck zu sehr senkte, da er bereits Medikamente einnahm. Bitte konsultieren Sie Ihren Arzt, wenn Sie etwas in diesem Abschnitt ausprobieren möchten.

Hormonelle Gesundheit

Es gibt zahlreiche Punkte, die die Hormonproduktion und das Hormongleichgewicht verbessern. Chinesische Kräuter werden gewöhnlich mit Akupunktur kombiniert, um schnellere Ergebnisse zu erzielen. In der Theorie der chinesischen Medizin wird das Altern durch einen Abfall der Nierenenergie verursacht, so dass die Behandlung der Nieren eine Möglichkeit ist, die Zeichen des Alterns zu vermindern.

Der Meridian der Niere ist die erste Anlaufstelle für Hormone. Niere 3, 6 und 7 sind die ersten zu verwendenden Punkte. Niere 3 ist der wichtigste Punkt auf dem Meridian. Niere 7 korreliert mit Testosteron und Niere 6 korreliert mit Östrogen. Das ist eine sehr grundlegende Betrachtungsweise, die es aber vielleicht leichter verständlich macht. Obwohl Niere 7 das Nieren-Yang verbessert, reguliert es den Körper, ohne dass es Nachteile hat.

Wir alle brauchen genügend Hormone und einen ausgewogenen Hormonhaushalt, um gesund zu bleiben. Stress, Altern, Schlafprobleme und Geburten sind einige häufige Ursachen für Hormonmangel.

Neben dem Hormonhaushalt werden über den Nieren-Meridian auch Inkontinenz, Asthma und Schlaflosigkeit behandelt. Die Nieren sind für viele Dinge verantwortlich.

Niere 3, 6 und 7

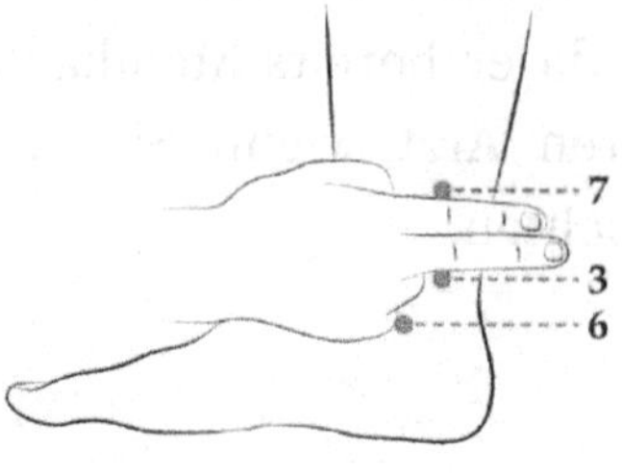

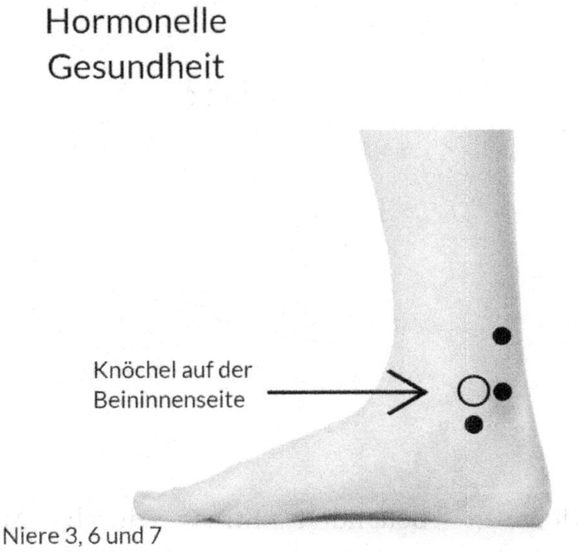

Milz 6 ist einer der wichtigsten Punkte im Körper, um die weiblichen Hormone auszugleichen. Es verbessert den Hormonspiegel, hilft Ihrem Körper, überschüssige Flüssigkeit loszuwerden, baut Stress ab und hilft Ihnen beim Schlafen. Dieser Punkt gehört zu den 5 wichtigsten Akupunktur-Punkten.

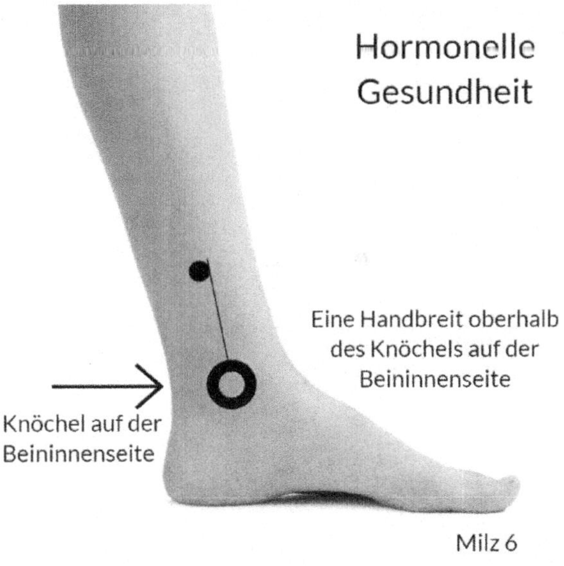

Milz 6

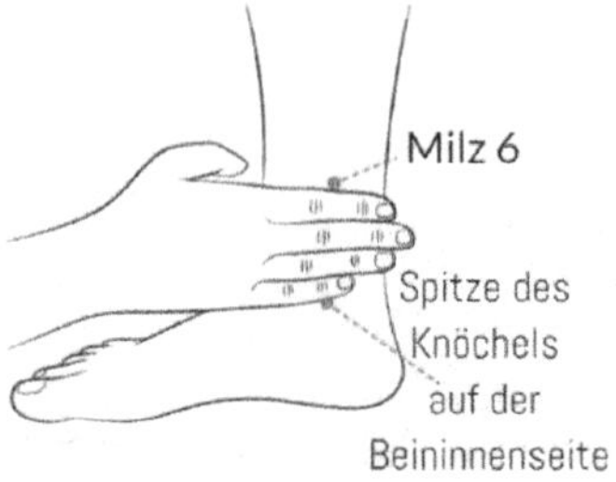

Leber 3 behandelt Stress durch Ausgleich der Leberenergie. Es ist ein sehr beruhigender Punkt, und die meisten Menschen erhalten auch Akupunktur an diesem Punkt. Es ist einer der besten Punkte am Körper, um Stress abzubauen.

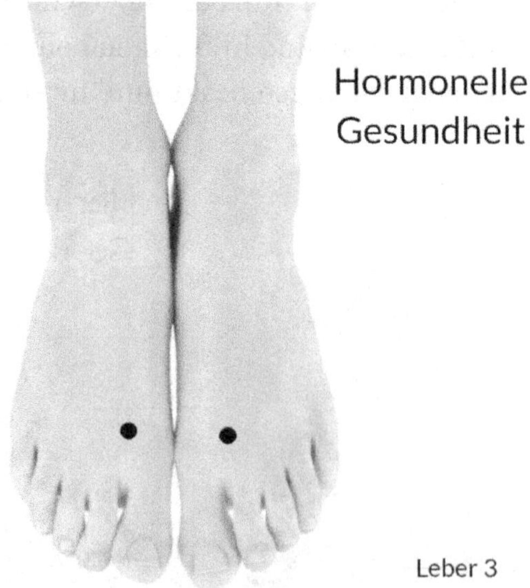

Husten

Es gibt verschiedene Arten von Husten. Wenn Sie eine Erkältung oder Grippe haben, versucht Ihr Körper, den Erreger loszuwerden. Husten aufgrund von Allergien kann mit Dickdarm 4 und 11 behandelt werden. Es stärkt Ihr Immunsystem und hilft ihm, sich zu beruhigen. Dickdarm 11 behandelt auch Fieber.

Husten

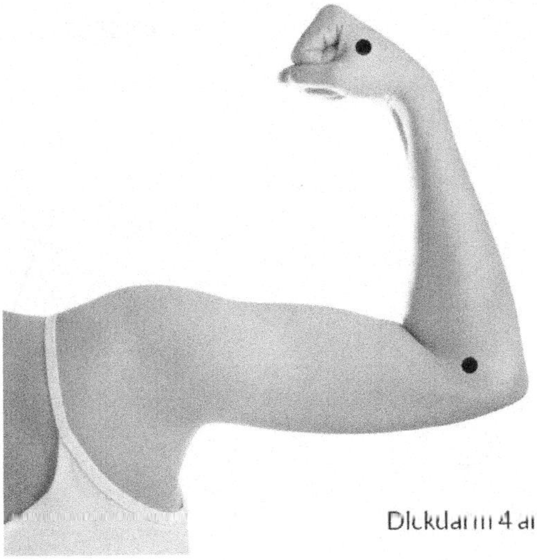

Dickdarm 4 and 11

Bellender Husten

Eine von der chinesischen Medizin diagnostizierte Lungenschleimhitze würde die Symptome eines bellenden Hustens mit üppigem gelben Mukus, Fieber, Durst und Engegefühl in der Brust umfassen. Diese Art von Husten sollte Sie sofort beim Arzt untersuchen lassen, denn dieser wird oft durch eine Infektion verursacht.

Wenn der Schleim gelb ist, bedeutet dies in der Regel, dass eine Infektion vorliegt, oder es ist auf dem Weg zu einer Infektion, die sich in etwas verwandeln kann, das Sie töten kann. Wenn ich

„bellender Husten" sage, dann ist das ein tiefer Husten, der sich anhört, als würde die Person bellen.

Nachdem Sie Ihren Arzt aufgesucht haben, können Sie sich mit Hilfe der Akupressur selbst helfen.

Lunge 5, am Ellenbogen, reinigt die Lunge von Mukus und Hitze, also von Entzündungen. Dieser Punkt befindet sich auf der Daumenseite des Armes, in der Armbeuge, an der Bizepssehne. Sie können eine Faust machen, während Sie den Punkt lokalisieren, es ist dadurch leicht zu finden.

Husten

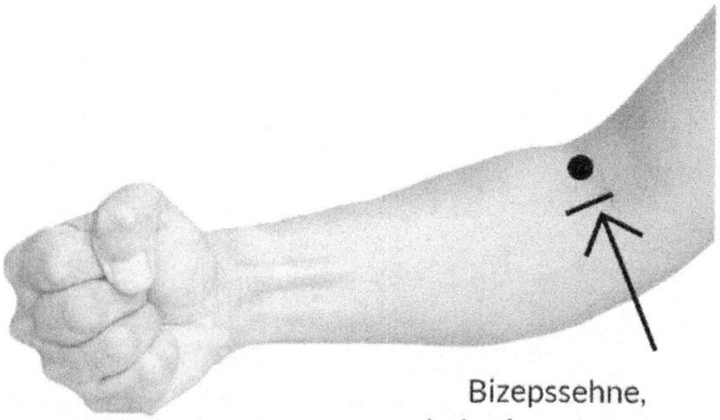

Lunge 5

Der Magen 40 ist der Phlegma-Punkt. Dieser löst überschüssigen Mukus auf. Es befindet sich in der Mitte der Wade, zwei Finger vom Schienbein entfernt. Da dieser schwieriger zu lokalisieren ist, zeichne ich manchmal einen Kreis um diesen Punkt, damit ich ihn mehrmals täglich behandeln kann, wenn jemand sehr krank ist. Magen 36 stärkt die Lunge und stärkt das Immunsystem.

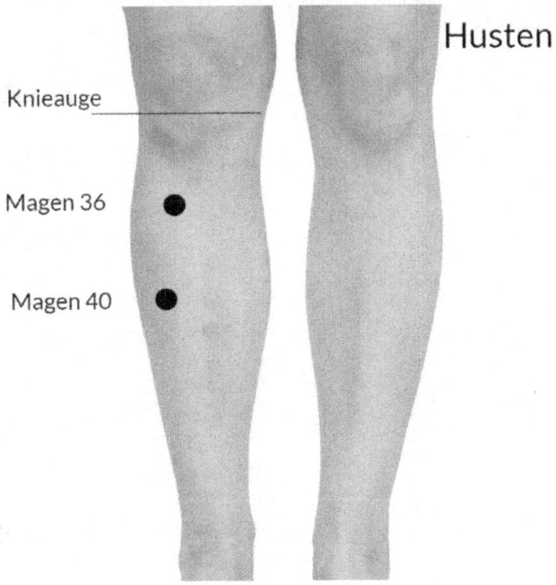

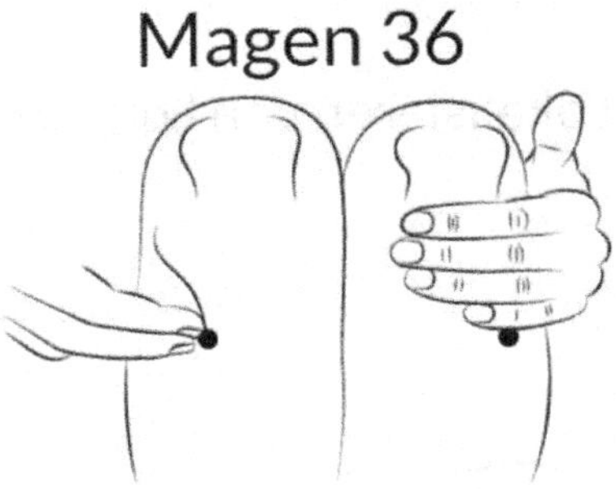

Zwei Möglichkeiten zur Lokalisierung

Husten bei schwachen Lungen

Eine häufigere Form des Hustens wird durch eine schwache Lunge verursacht. Wenn Sie eine Erkältung oder Grippe haben oder viel husten, schwächt es in der Theorie der chinesischen Medizin Ihre Lungen. Wenn Sie einen leichten Husten ohne Mukusproduktion und Müdigkeit haben, ist das wahrscheinlich auf eine schwache Lungenenergie zurückzuführen.

Lunge 7 ist oft in der Lage, den Husten ziemlich schnell zu stoppen. Es ist wichtig, diesen mit anderen Punkten zu kombinieren, um die Grundursache des Hustens zu behandeln.

Husten

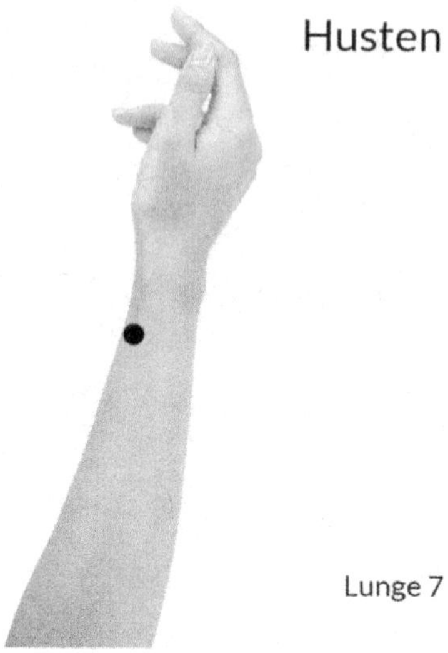

Lokalisieren von Lunge 7

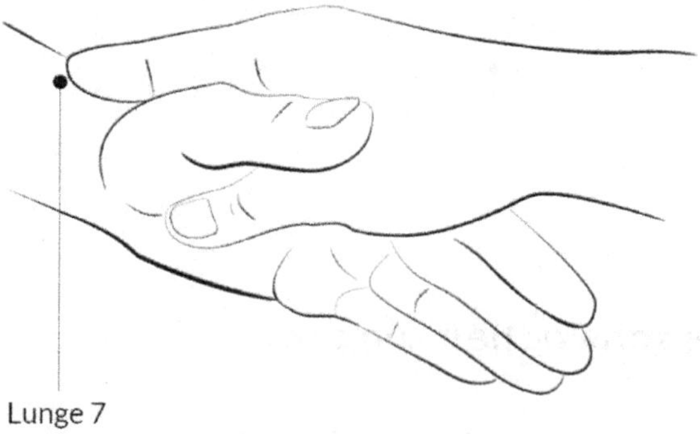

Impotenz, Libido

Libidoprobleme bei Männern und Frauen werden häufig durch eine schwache Niere verursacht. Mit zunehmendem Alter werden die Nieren schwach, und die Hormonproduktion nimmt ab. Der Nieren-Meridian ist wichtig, um die Nieren zu stärken.

Niere 3 ist der wichtigste Punkt auf dem Nieren-Meridian. Es behandelt alle Aspekte der Nieren in der chinesischen Medizin. Niere 7 ist besonders gut für die Stärkung des Yang, oder Testosteron, und Niere 6 ist für Yin, Östrogen. Es gibt keine exakte Korrelation zwischen westlicher Medizin und chinesischer Medizin, aber das ist so nah, wie ich es erklären kann.

Eine Stärkung der Nieren behandelt auch Inkontinenz. Obwohl die Nieren mit zunehmendem Alter schwächer werden, ist es einfach, sie mit Akupunktur und mit chinesischen Kräutern zu behandeln.

Impotenz, Libido

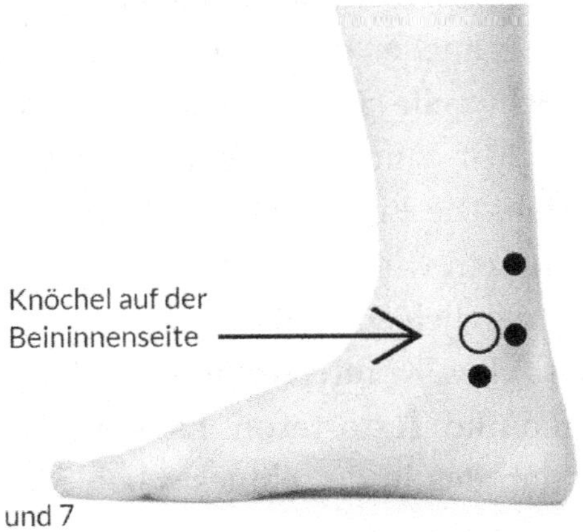

Niere 3, 6 und 7

Hinweise zur Behandlung

Nierentonikumkräuter werden in der chinesischen Medizin als Anti-Aging-Mittel eingesetzt. Die Behandlung der Nieren steigert im Wesentlichen die Produktion von Hormonen. Das Altern ist in der Theorie der chinesischen Medizin eine Funktion des abnehmenden Hormonspiegels und der abnehmenden Energie der Nieren.

Ziegenkraut und weitere Kräuter sind bei Männern beliebt. Sie erhöhen auf natürliche Weise die Testosteronproduktion. Ich empfehle nicht, solche Kräuter einzunehmen, ohne den Rat eines Akupunkteurs einzuholen, der in chinesischen Kräutern ausgebildet ist. Wenn Sie Yang-Tonikum einnehmen, das das Testosteron erhöht, und Sie das nicht mit Kräutern ausgleichen, die andere Hormone erhöhen, können Sie leicht ein hormonelles Ungleichgewicht verursachen.

Die Einnahme von Yang-Tonikum allein (Testosteron), ohne das Yin (Östrogen), kann bei Frauen Schlaflosigkeit, Reizbarkeit und Gesichtsbehaarung verursachen. Es gibt fast keine Möglichkeit zu erklären, wie verjüngende Nierenkräuter wirken können. Sie stellen den Körper auf eine Weise wieder her, wie es bioidentische Hormone einfach nicht können.

Wir alle brauchen den Antrieb, den wir von unseren Nieren bekommen. Schwache Nieren sind eine häufige Ursache für Depressionen. Mit zunehmendem Alter verlieren wir einfach unseren Antrieb. Die Einnahme von Nierentonikumkräutern wie Cordyceps kann ein wirksamer und ausgewogener Weg sein, um so gesund wie möglich zu bleiben.

Chinesische Kräuterrezepturen kombinieren Yin und Yang, Östrogen und Testosteron. Es ist nicht gut, Yang-Tonikum wie Ziegenkraut, das in der chinesischen Medizin Yin Yang Huo genannt wird, einzunehmen, ohne es mit Kräutern wie Rehmannia (Chinesischer Fingerhut) auszugleichen. Kräutertonika können langfristig eingenommen werden, um die Gesundheit der Nieren wiederherzustellen.

Ein mit mir befreundeter Akupunkteur hatte Probleme mit seiner männlichen Leistungsfähigkeit, also begann er, täglich eine pflanzliche Rezeptur einzunehmen. Er hat keine Probleme mehr, und sein allgemeiner Gesundheitszustand verbessert sich deutlich. Dies ist ein Erhaltungsproblem. Er nimmt sie weiterhin, um seine Gesundheit zu erhalten.

Wenn wir altern, nehmen unsere Hormone ab. Durch die Einnahme chinesischer Kräuter können alle Arten von Hormonstörungen behandelt werden, einschließlich Leistungsprobleme, Hitzewallungen, Schlaflosigkeit, die durch den Hormonrückgang verursacht wird, und viele andere Probleme.

Ein pflanzliches Produkt, das rezeptfrei erhältlich ist, ist Cordyceps Power von Planetary Herbals. Es könnte für einige Frauen zu stark sein. Man weiß nicht wirklich, wie schwach jemand ist, bis man anfängt, ihn zu behandeln und ihm Kräutertonika verabreicht. Man achtet auf Symptome, um sicherzugehen, dass die Rezeptur nicht zu stark ist. Das häufigste Problem ist, dass Frauen Yang-Kräutertonikum einnehmen, wenn bei ihnen auch ein großer Mangel an Yin oder Östrogen besteht. Das kann zu Hitzewallungen führen. Es geht immer um das Gleichgewicht. Jeder Mensch ist anders und sollte überwacht werden.

Etwas, was besonders hilfreich für die Libido ist, sind die Goji-Beeren. Der chinesische Name ist Gou Qi Zi. Goji-Beeren ernähren die Nieren und die Leber. Es wird in der chinesischen Kräuterfolklore gesagt, dass ein Mann, wenn er vorhat, lange Reisen von zu Hause zu unternehmen, nicht viele Goji-Beeren essen sollte. Mit anderen Worten: Sie steigern stark die Libido. Goji-Beeren sind ausgezeichnet für die Augen. Sie werden zur Behandlung der Augen verwendet, man sagt, dass sie die Augen erhellen, was bedeutet, dass Ihre Augen nach einer Weile gesünder aussehen und strahlen.

Goji-Beeren können als Snack gegessen werden. Achten Sie auf tiefrote Beeren, die nicht zu sehr ausgetrocknet sind. Es gibt verschiedene Grade von Beeren. Dragon Herbs ist eine gute

Wahl. Nach einer Weile kleben die qualitativ guten Beeren in der Verpackung zusammen. Das zeigt nur, dass sie saftig waren. Wenn die Beeren ganz ausgetrocknet sind, kleben sie nicht so leicht zusammen.

Meiner Meinung nach wird Akupressur allein nicht ausreichen, um Impotenz zu behandeln. Chinesische Kräuter sind wichtig, und es gibt noch andere mögliche Ursachen für dieses Problem, die ebenfalls mit Akupunktur behandelt werden können. Fragen Sie einen lizenzierten Akupunkteur um Hilfe.

Ischias

Ischias ist ein Schmerz, der über das Bein ausstrahlt. Der Schmerz kann den Fuß erreichen oder irgendwo vor Erreichen des Fußes aufhören. Diese Schmerzen werden oft durch Probleme im unteren Rückenbereich verursacht.

Mein Lieblings-Akupunktur-Punkt bei Rückenschmerzen und Ischias ist Ling Gu, ein Tung-Akupunktur-Punkt. Es befindet sich zwischen dem ersten und zweiten Handknochen, direkt auf dem Knochen. Wenn ich diesen Punkt mit Akupressur behandele, benutze ich ein Mini-Massagegerät und drücke fest nach oben in das Gelenk.

Ich füge eine Strichzeichnung dieses Punktes bei, weil es leichter zu lokalisieren ist, wenn man die Knochen sehen kann.

Ischias

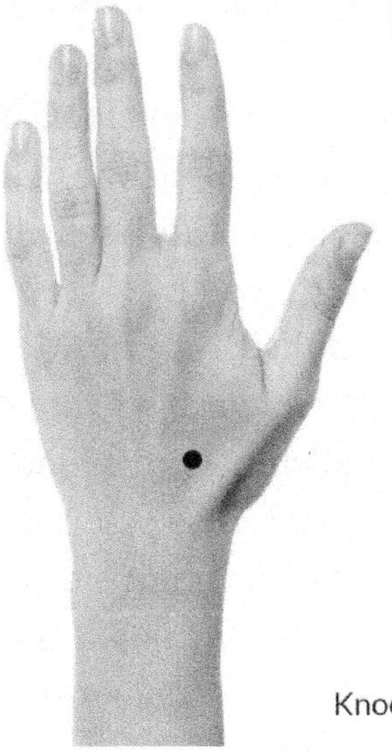

Ling Gu,
Knochen der Seele

Ischias

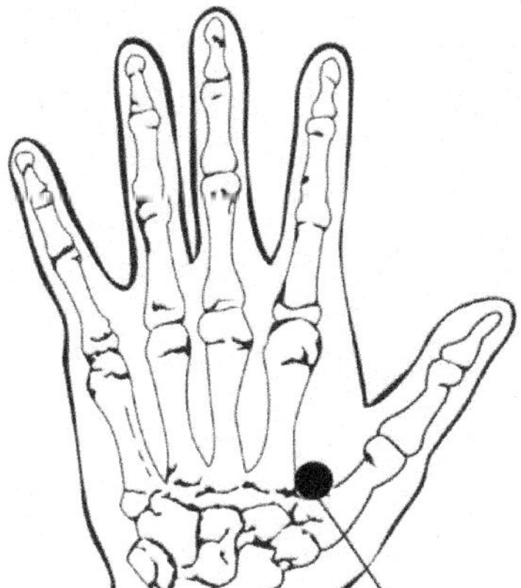

Ling Gu,
Knochen der Seele

Karpaltunnel-Syndrom

Das Karpaltunnel-Syndrom ist eine Entzündung des Nervs im Handgelenk. Häufig ist die Sehne, die die Sehnen des Handgelenks festhält, entzündet und schwillt an, wodurch die normale Nervenfunktion der Hand blockiert wird.

Es ist nicht ungewöhnlich, dass bei Menschen die Diagnose Karpaltunnel-Syndrom gestellt wird, obwohl es sich eigentlich um etwas anderes handelt. Um Schmerzen in der Hand zu behandeln, müssen Sie wissen, ob es sich um einen echten Karpaltunnel-Syndrom handelt oder um Schmerzen, die ihren Ursprung anderswo haben, wie z.B. das Engpasssyndrom der oberen Thoraxapertur (Thoracic-Outlet-Syndrom), entzündete Nerven oder eine Entzündung des Handgelenks.

Pericardium 6 befindet sich in der Nähe des Karpaltunnels. Die Verwendung eines Mini-Massagegeräts an diesem Punkt stellt den gesunden Blutfluss wieder her, so dass der Körper die Entzündung behandeln kann. Bei einer Entzündung wird der Körper behandelt, so dass er sich selbst heilen kann. Durch die Wiederherstellung einer gesunden Durchblutung kann Ihr Körper heilen.

Karpaltunnel-Syndrom

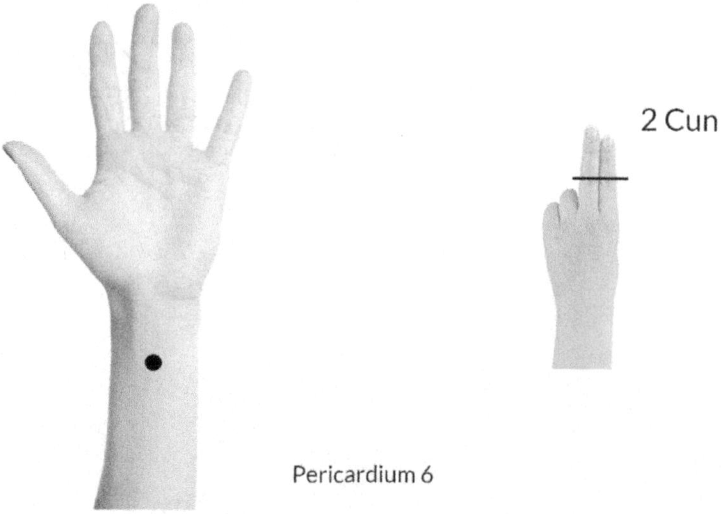

Wenn die Schultern verspannt sind, kann Gallenblase 21 helfen, sie zu entspannen. Wenn dies nicht ausreicht, lesen Sie bitte das Protokoll über Schulterschmerzen und behandeln Sie auch die Schultern. Die Schultern können so verspannt sein, dass zu viel Druck auf die Nerven ausgeübt wird, was zu einer Störung der normalen Nervenfunktion führt.

Wenn ich ein Karpaltunnel-Syndrom hätte, würde ich Akupressurmassagen an den Seiten der Wirbelsäule, an den Nackenmuskeln und an Punkten oben an der Schulter durchführen.

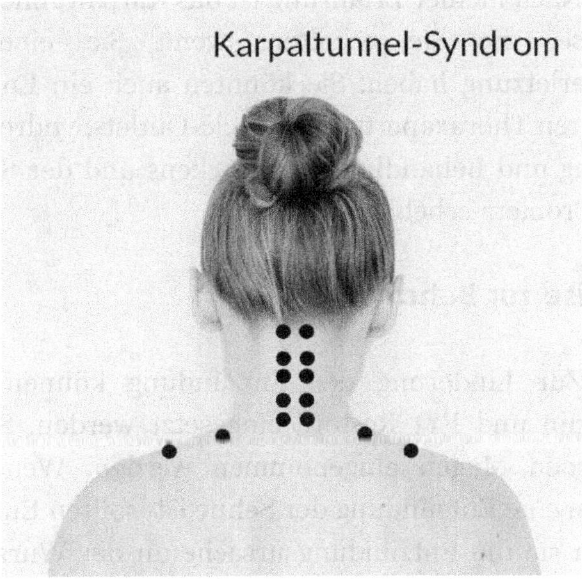

Eine häufige Ursache für das Karpaltunnel-Syndrom ist, dass man nicht richtig sitzt oder den ganzen Tag steht und nicht auf die Körperhaltung achtet. Dadurch werden die Nacken- und Schultermuskeln angespannt, was Druck auf die Nerven ausüben kann, die die Arme hinunterführen. Es ist sehr leicht, zu sacken, wenn man den ganzen Tag in einer Position sitzen soll.

Karpaltunnel-Syndrom

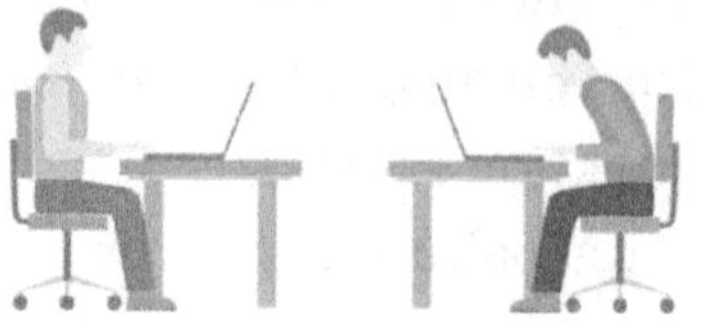

Nach meiner Erfahrung ist das Karpaltunnel-Syndrom die Diagnose, die Sie erhalten, wenn Sie eine wiederholte Stressverletzung haben. Sie könnten auch ein Engpasssyndrom der oberen Thoraxapertur (Thoracic-Outlet-Syndrom) haben. Die Dehnung und Behandlung des Nackens und der Schultern kann dieses Problem erheblich lindern.

Hinweise zur Behandlung

Zur Linderung der Entzündung können Enzyme wie Bromelain und FYI Restore eingesetzt werden. Sie sollten auf nüchternen Magen eingenommen werden. Wenn das einzige Problem eine Entzündung der Sehne ist, sollten Enzyme wirksam sein, da sie die Entzündungsursache an der Wurzel behandeln. Wenn die Schultern verspannt sind oder Sie den ganzen Tag am Schreibtisch sitzen und Ihre Schultern nicht strecken, müssen Sie eventuell Schulterdehnübungen durchführen.

Wenn der Schmerz durch eine Nerveneinklemmung verursacht wird, ist die Behandlung des Handgelenks nicht wirksam genug. Ich würde auch Thermacare Wärmepflaster in Betracht ziehen, um die Nacken- und Schultermuskeln zu entspannen. Diese Pflaster können den ganzen Tag getragen werden.

Wenn Sie den ganzen Tag am Schreibtisch sitzen, ist es wichtig, die Schulter zu strecken und aufzustehen und herumzulaufen. Die folgenden Bilder sind meine Lieblingsdehnungen bei Karpaltunnel- und Thoracic-Outlet-Syndrom.

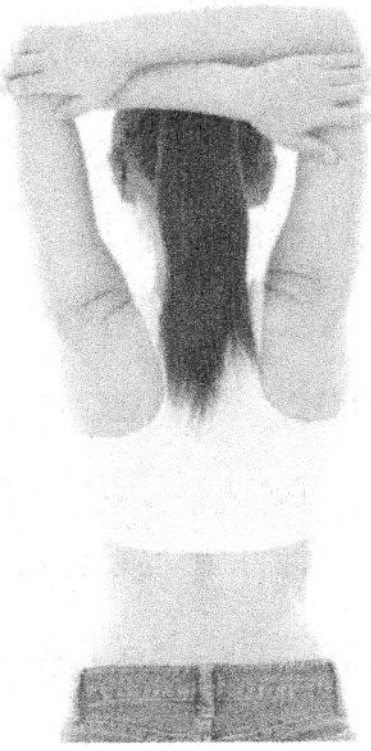
Karpaltunnel-Dehnübung

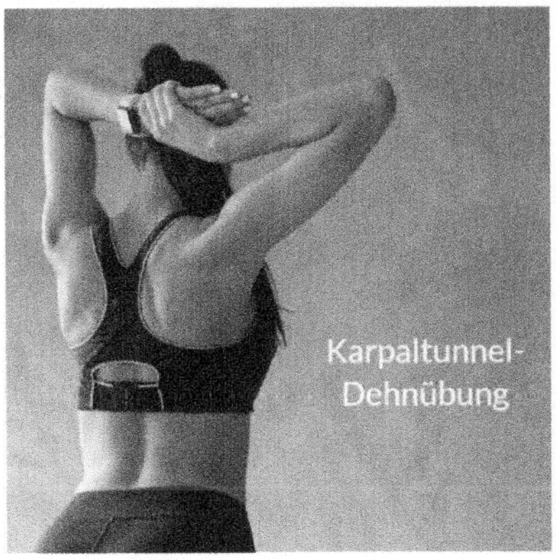

Karpaltunnel-Dehnübung

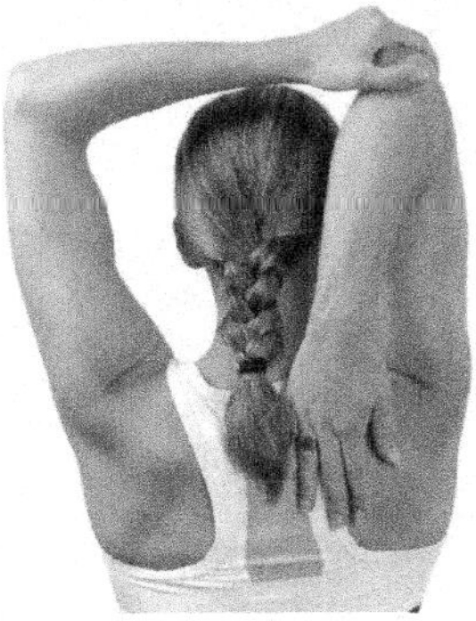

Kopfschmerzen

Es gibt viele Ursachen für Kopfschmerzen, darunter Allergien, Nebenhöhlenentzündungen, Erkältungen und Grippe sowie Stress. Bitte lesen Sie das Kapitel über Migräne, denn es gibt zusätzliche Punkte für Migräne.

Der erste Punkt, der zur Behandlung jeder Art von Kopfschmerz herangezogen werden kann, ist Dickdarm 4. Dieser Punkt behandelt Allergien, Erkältung und Grippe, Ohrinfektionen, Nasenbluten, verstopfte Nebenhöhlen, Zahnschmerzen und alle Probleme im Gesicht. Es ist bekannt als der „Gesichtspunkt". Dieser Punkt ist berühmt für die Behandlung von Kopfschmerzen.

Kopfschmerzen

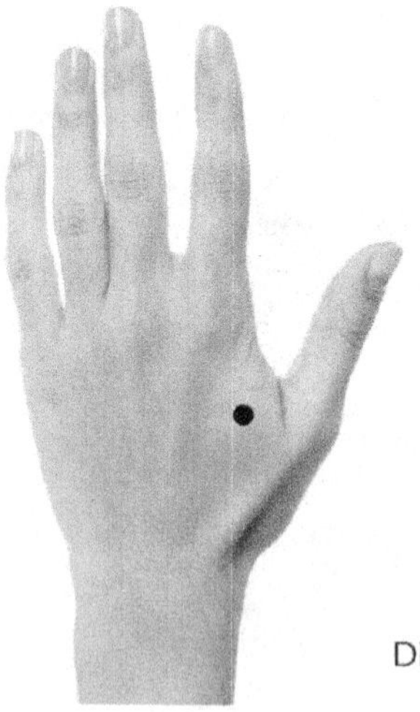

Dickdarm 4

Ich würde diesen Punkt auf jeder Seite 10 Minuten lang behandeln und sehen, ob die Kopfschmerzen verschwinden. Dann würde ich mit den nächsten Punkten fortfahren. Die Akupressur ist, wie die Akupunktur, eigentlich ein diagnostisches Mittel. Die Behandlung von Punkten hilft Ihnen, die Grundursache zu bestimmen, indem sie Dinge ausschließt.

Eine häufige Ursache von Kopfschmerzen ist eine Nasennebenhöhlenentzündung oder Sinusitis. Dickdarm 4 behandelt zwar Nebenhöhlenkopfschmerzen, aber wenn das Problem dadurch nicht gelöst wird, würde ich es als nächstes mit den Nasennebenhöhlenpunkten versuchen.

Der erste Punkt, den man versuchen sollte, ist Jia Bi. Dieser Punkt ist eine gute Wahl für die Akupressur. Es befindet sich direkt unterhalb des Nasenbeins. Sie können oft innerhalb von Minuten eine Erleichterung spüren. Es wird „Jaw Bee" ausgesprochen

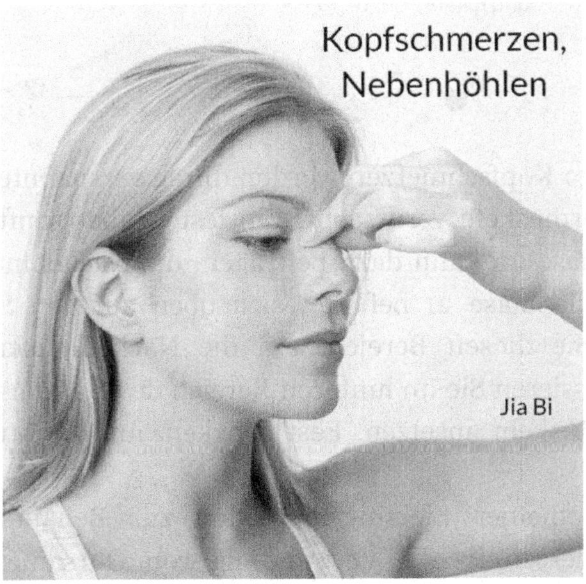

Weitere Sinus-Punkte finden Sie im Abschnitt Nebenhöhlen.

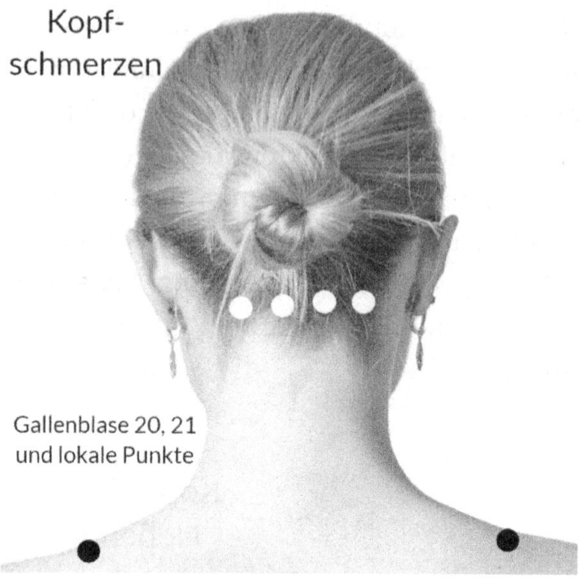

Einige Kopfschmerzen werden durch verspannte Nacken- und Schultermuskeln verursacht. Ein fester, aber sanfter Druck auf Gallenblase 20 kann dazu beitragen, die Nackenmuskeln zu lockern. Gallenblase 21 befindet sich oben auf den Schultern. Massieren Sie diesen Bereich, um die Nackenmuskulatur zu lockern. Massieren Sie im hinteren Bereich des Haaransatzes, wo sich viele Muskeln ansetzen. Fest drücken, um die Muskeln zu entspannen.

Eine meiner Lieblingsmethoden zur Behandlung von Nackenschmerzen ist die Verwendung von Ohrsamen für die Akupressur. Diese Punkte sind leicht zu lokalisieren und sehr wirksam, um verspannte Nackenmuskeln und jede Art von Nackenschmerzen zu lindern. Stress führt oft zu verspannten Muskeln. Die traditionelle Art, diese Punkte zu behandeln, sind Vaccaria-Samen. Dabei handelt es sich um einen schwarzen Samen, der an einem winzigen Stück Klebeband befestigt wird. Tragen Sie den Samen einfach auf den Bereich Ihres Ohres auf, der den Nacken behandelt. Normalerweise verwende ich etwa 4 Ohrsamen, um den gesamten Bereich abzudecken. Drücken Sie mehrmals am Tag und je nach Bedarf auf den Samen.

Das Ohr ist ein Mikrokosmos des Körpers. Das bedeutet, dass Ihr gesamter Körper auf dem Ohr abgebildet ist. Alle Bereiche Ihres Körpers und alle inneren Organe sind auf dem Ohr abgebildet. Besonders gerne behandle ich Rücken- und Nackenprobleme über das Ohr.

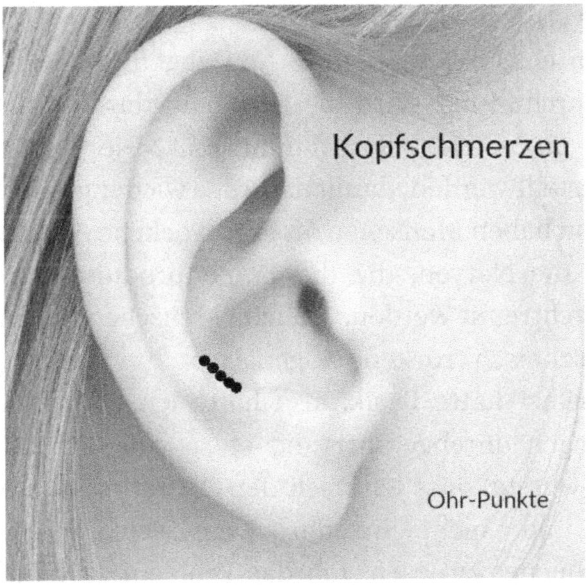

Die Samen fallen auf natürliche Weise ab, nachdem Sie Ihre Haare einige Male gewaschen haben. Behandeln Sie eine Seite ein paar Tage lang, wechseln Sie dann zum anderen Ohr und gönnen Sie dem ersten behandelten Ohr eine Pause von der Behandlung.

Lasik trockene Augen

Trockene Augen nach Lasik ist eine sehr häufige Nebenwirkung der Lasik-Operation. Die meisten Menschen sind sich dessen nicht bewusst, aber wenn Sie nach der Operation eine Akupunktur erhalten, können Sie den normalen Blutkreislauf in Ihren Augen schnell wiederherstellen.

Wenn eine Augenoperation durchgeführt wird, wird die Hornhaut durchtrennt. Wird die Hornhaut durchtrennt, werden alle Nerven in der Hornhaut durchtrennt. Die Nerven müssen wiederhergestellt werden, damit das Auge wieder gesund ist. Nach der Operation haben Menschen oft sehr trockene Augen. Das liegt daran, dass die Nerven, die die Tränenproduktion regulieren, ebenfalls durchtrennt werden. Manche Menschen haben nach der Operation chronisch trockene Augen.

Ich selbst hatte Lasik, also hatte ich vor der Operation Untersuchungen durchgeführt und etwas über trockene Augen gelernt. Ich wusste, dass ich nach der Operation vorübergehend weitsichtig und nicht in der Lage sein würde, meine Akupunkturbücher zu lesen, um das Problem zu beheben. Also habe ich vor der Operation Nachforschungen angestellt, damit ich bereit sein würde. Es gibt Dutzende von Akupunktur-Punkten, die die Augen behandeln. Es gibt Punkte rund um die Augen und Punkte an den Händen und Füßen, die die Augen beeinflussen. Sie müssen wählen, was Sie behandeln möchten, um den besten Punkt für die Behandlung dieses speziellen Leidens zu erhalten.

Ich habe in Büchern über die Lokalisation von Punkten recherchiert, und ein Punkt wurde als nützlich bei „oberflächlicher Sehbehinderung" beschrieben. Das erschien mir am sinnvollsten, da Sie eine Operation an Ihrer Hornhaut vornehmen lassen würden. Dieser Punkt ist Gallenblase 1. Es liegt auf dem Knochen beim Auge. Ich habe etwa eine Woche nach der Operation gewartet. Meine Augen waren so trocken, es war miserabel. Ich benutzte ständig Augentropfen, aber sie verschafften nur eine leichte Linderung.

Ich führte die Gallenblase 1 ein, und innerhalb von Sekunden begannen meine Augen zu tränen. Ich behandelte diesen Punkt etwa 5 Tage lang täglich. Meine Augen heilten sehr gut. Der Arzt war sehr überrascht, dass meine Augen so gut verheilt waren, denn ich war dreimal gesetzlich erblindet, und bei Patienten, die so kurzsichtig waren, mussten sie oft chirurgische Korrekturen vornehmen. Ich glaube, weil ich Akupunktur gemacht habe, um die normale Tränenproduktion wiederherzustellen, blieben die Augen auf natürliche Weise feucht, so dass sie besser heilten als erwartet.

Ein Jahr lang nach der Operation hatte ich jeden Monat oder so plötzliche Schmerzen in meinen Augen. Ich wusste aus Erfahrung bei der Behandlung von Nervenschmerzen, dass man bei der Heilung der Nerven einen plötzlichen Schmerz empfinden konnte. Stellen Sie sich vor, es ist ein Draht, der durchtrennt wurde, und Sie versuchen, den normalen elektrischen Strom wiederherzustellen. Es wird erst dann wieder normal fließen, wenn es vollständig verheilt ist.

Ich habe von einer ganzen Reihe von Menschen gelesen, die sich einer Lasik-Operation unterzogen haben und danach für immer Augenschmerzen hatten. Wenn die Nerven im Auge durchtrennt und nicht behandelt werden, um die normale Zirkulation wiederherzustellen, könnten sie für immer schmerzen. Unabhängig davon, wie lange es her ist, dass jemand eine Lasik hatte, es lohnt sich auf jeden Fall, es mit Akupunktur zu versuchen.

Ich habe Gallenblase 1 nicht mit Akupressur angewendet, aber ich würde es persönlich versuchen, wenn ich keine Akupunktur bekommen könnte. Die Punkte um die Augen herum sind sehr empfindlich, und sie benötigen nicht viel Stimulation, um zu wirken. Ein sanfter Druck sollte alles sein, was nötig ist. Der Punkt befindet sich auf dem Knochen. Ich empfehle dringend, einen lizenzierten Akupunkteur aufzusuchen, der Ihnen dabei hilft.

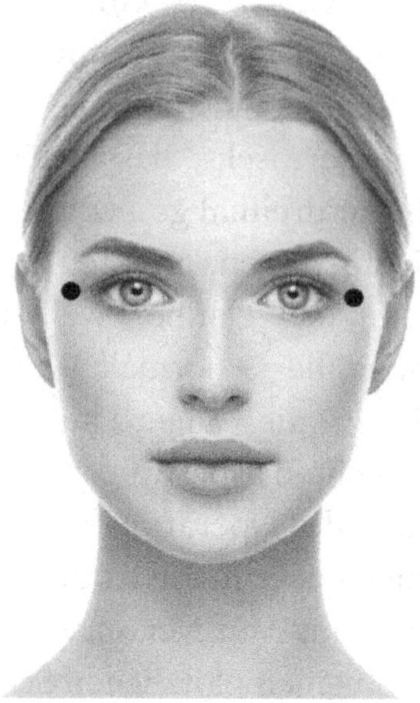

Hinweise zur Behandlung

Siebzehn Jahre nach der Lasik-Operation entwickelte ich nachts schreckliche Halos. Die Scheinwerfer der entgegenkommenden Autos erschienen mir wie ein riesiger Lichtball. Es war nachts sehr schwer etwas zu sehen. Jemand sagte mir, dass bei jeder Laseroperation am Auge die Proteine in den Augen beschädigt werden. Selbst wenn man die Auswirkungen nach der Operation nicht sieht, kann es im Laufe der Jahre zu Beeinträchtigungen kommen.

Ich hatte über einige Augentropfen gelesen, die zur Behandlung des Grauen Stars entwickelt wurden. Da der Graue Star durch geschädigtes Kollagen verursacht wird, dachte ich, dass sie mir helfen könnten. Die Tropfen werden Brite Eyes genannt. Life Extension Foundation stellt sie her. Sie enthalten die Aminosäure L-Carnosin.

Carnosin hilft Ihrem Körper, beschädigtes Eiweiß, wie das Kollagen in Ihren Augen, zu heilen. Ich habe die Tropfen zweimal täglich nach Anweisung angewendet. Innerhalb weniger Monate waren meine Augen 80% besser. Es behandelte auch meine Weitsichtigkeit, die im letzten Jahr begonnen hatte. Mit zunehmendem Alter repariert sich das Kollagen nicht mehr so gut von selbst.

Viele Menschen denken, dass die Augen sehr statisch sind. Sie denken, wenn der Schaden einmal entstanden ist, ist es, als würde man ein Ei braten. Das beschädigte Protein kann nicht repariert werden. Das würde Sinn machen, wenn Ihr Auge tot wäre, wie ein Spiegelei. Ihr Auge ist in der Lage, sich selbst zu heilen, wenn Sie ihm geben, was es braucht.

Es gibt Akupunkteure, die sich auf die Behandlung von Augenkrankheiten spezialisiert haben. Zusätzlich zu den häufig verwendeten Akupunktur-Punkten um die Augen herum gibt es auch Punkte an Händen und Füßen, die zur Behandlung schwerer Augenkrankheiten eingesetzt werden. Viele Augenkrankheiten sind mit Akupunktur behandelbar. Es wirkt, indem die Durchblutung der Augen wiederhergestellt und zugrunde liegende Ungleichgewichte, die Kollagenprobleme verursachen, behandelt werden.

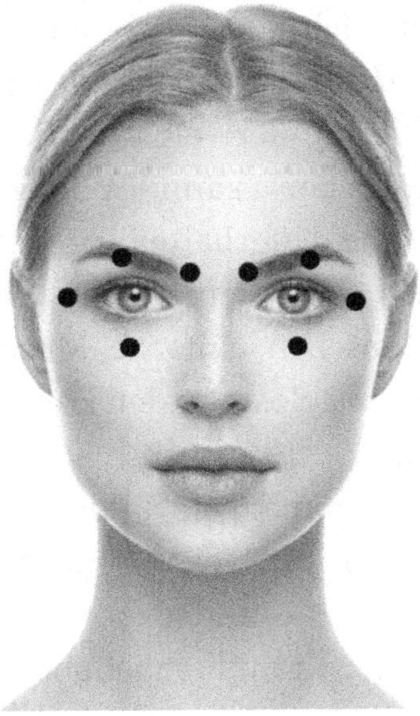

Akupunktur-Punkte bei Augenkrankheiten

Ménière-Krankheit

Die Ménière-Krankheit wird als eine Störung des Innenohrs klassifiziert, die Tinnitus, Schwindel, Hörverlust und ein Verstopfungsgefühl im Ohr verursachen kann. Die Anfälle kommen und gehen normalerweise. Migräne wird manchmal als Ursache der Menière-Krankheit genannt. Das fand ich interessant. Wenn die Migräne mit der Menière-Krankheit korreliert wird, dann bedeutet das, dass die Grundursache beider Krankheiten die gleiche sein könnte. Migränekopfschmerzen lassen sich in der Regel sehr leicht vollständig mit Akupunktur beheben, deshalb werde ich Ihnen die Theorie zu ihrer Funktionsweise erläutern.

Migräne wird oft durch verspannte Muskeln verursacht, die auf die Nerven und Blutgefäße, die zum Gehirn führen, drücken. In der chinesischen Medizin verwenden wir die Kanaltheorie. Wenn die Seite Ihres Kopfes schmerzt, behandeln wir den Gallenblasen-Meridian, weil sich dieser Meridian um die Seite Ihres Kopfes wickelt. Ich habe ein Buch über Migräne geschrieben, das den Titel *Akupunktur bei Migräne* trägt. Andere Meridiane können blockiert oder eingeschränkt sein, was wiederum Migräne verursachen kann. Wir behandeln die betroffenen Meridiane für eine dauerhafte Linderung.

Ich habe Migräne viele Jahre lang behandelt und festgestellt, dass einige Menschen einfache Meridianblockaden haben, die in wenigen Wochen gelöst werden können, und andere haben komplizierende Ursachen wie Nebenhöhlenentzündungen, Hormonmangel und -ungleichgewicht sowie Stress, der die Muskeln im Nacken und in den Schultern verspannt. Damit die Migräne vollständig verschwindet, muss die zugrunde liegende Ursache der Krankheit behoben werden.

Wenn Sie den Abschnitt über Schwindelgefühle lesen, werden Sie sehen, wie einfach es sein kann, Schwindelgefühle durch die Behandlung des Bereichs an der Schädelbasis zu lösen.

Wenn ich einen Patienten mit Menière-Syndrom hätte, würde ich es wie ein Schwindelgefühl behandeln und Nadeln an der Schädelbasis einführen, wo die Muskeln ansetzen, das ist der Bereich von Gallenblase 20. Normalerweise behandle ich den gesamten Bereich, um alle Muskeln und Meridiane abzudecken. Seien Sie in diesem Bereich vorsichtig. Das ist um Ihre Wirbelsäule herum. Dieser Bereich ist sehr empfindlich, und deshalb kann er leicht beeinträchtigt werden und eine Blockierung des Blutflusses zu Ohr und Kopf verursachen.

Viele Menschen haben Schwindelgefühle aufgrund angespannter Muskeln im Nacken. Der Atlas ist der Knochen an der Spitze der Wirbelsäule. Hier ruht Ihr Kopf darauf. Wenn er nicht in der richtigen Position ist, kann er viele Probleme verursachen. Dies lässt sich sehr einfach mit Akupunktur behandeln.

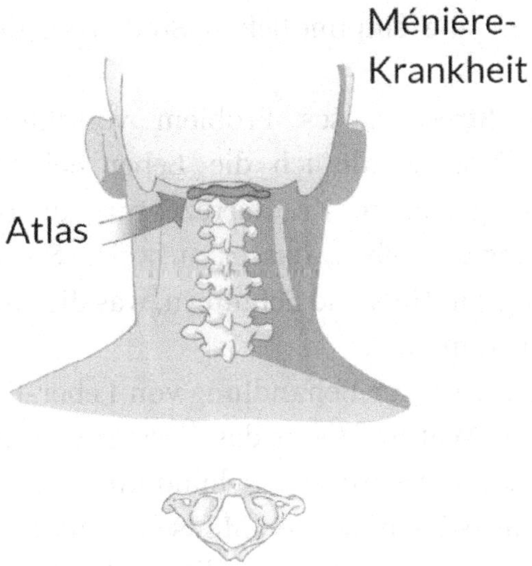

Die Gallenblase 20 befindet sich an der Schädelbasis. Da die meisten Bilder nicht gleichzeitig die darunter liegenden Knochen und den Haaransatz zeigen, verwende ich das Bild aus meinem Buch über die Lage der Akupunktur-Punkte, dem *Handbuch der Akupunktur-Punkte*.

Menière-Krankheit

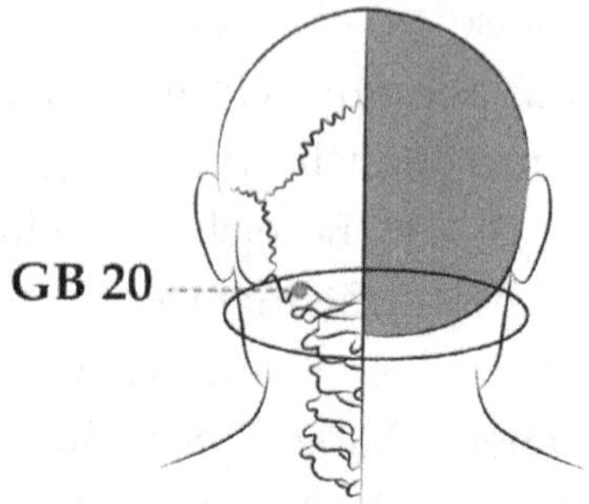

Bereich von Gallenblase 20

Ich würde im Bereich innerhalb des Kreises leichten Druck ausüben. Da der Haaransatz bei jedem Menschen unterschiedlich ist, müssen Sie die empfindlichen Stellen an der Schädelbasis ertasten.

Wenn Stress dieses Problem verschlimmert oder es aufflammen lässt, würde ich die Leber behandeln und dem Patienten die geeignete Kräuterrezeptur zur Behandlung des Leberorganmusters geben, das er aufweist. Stress bewirkt eine Verkrampfung von Hals und Schultern, was die Ursache für dieses Problem sein könnte.

Leber 2 wird zur Behandlung von Leber-Feuer verwendet, das ist extreme Wut und/oder das Gesicht wird heiß, wenn man wütend ist. Leber 3 wird zur Behandlung von Leberstagnation verwendet, was bei den meisten Menschen bis zu einem gewissen Grad vorliegt. Die Behandlung dieser Punkte entspannt den Körper und löst Spannungen an der Schädelbasis.

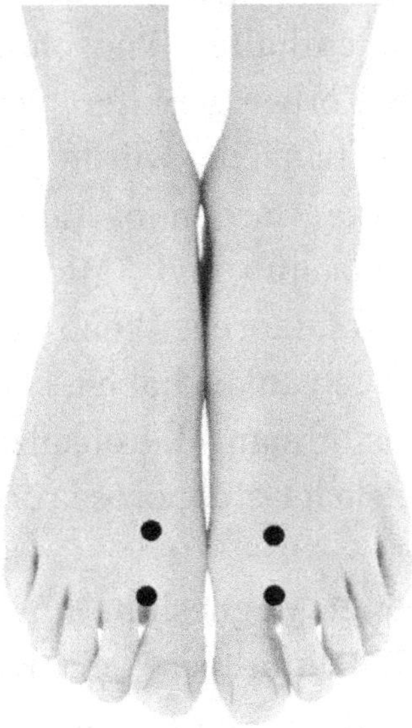

Wenn es für Sie keinen Sinn ergibt, dass eine verspannte Nackenmuskulatur Migräne und die Ménière-Krankheit verursachen kann, stellen Sie sich vor, was passieren würde, wenn Sie auch nur einen leichten Druck auf einen Finger ausüben, der den Blutfluss blockiert. Der Finger würde sehr schnell anfangen zu schmerzen, da die Durchblutung vermindert ist und das Gewebe keinen Sauerstoff bekommt. Es ist dasselbe mit Ihrem Kopf.

Hinweise zur Behandlung

Wenn Akupressur nicht ausreicht, um dieses Problem zu lösen, sollten Sie Akupunktur in Betracht ziehen. Die chinesische Medizin hat ein anderes System zur Diagnose und Behandlung von inneren Störungen. Wenn Ihr Problem durch ein inneres Ungleichgewicht verursacht wird, können Sie eine schnellere Lösung erreichen, wenn Sie Akupunktur, Akupressur und chinesische Kräuter kombinieren.

Über 80% von uns haben einen Magnesiummangel. Dies führt dazu, dass unsere Muskeln angespannt sind, weil unsere

Muskeln Magnesium brauchen, um sich zu entspannen. Erfrischungsgetränke enthalten Phosphorsäure, die durch die Mineralien in Ihrem Körper gepuffert werden muss. Wenn Sie Erfrischungsgetränke trinken, würde ich Ihnen empfehlen, Rohkalzium der Marke Garden of Life einzunehmen. Dieses Produkt enthält Kalzium und Magnesium sowie andere knochenaufbauende Kofaktoren. Wenn Sie in Ihrem Leben viel Erfrischungsgetränke getrunken haben, haben Sie wahrscheinlich einen großen Mineralstoffmangel. Rohkalzium ist ein organisches Produkt, das nachweislich Osteoporose rückgängig machen kann.

Kalzium benötigt Magnesium, um absorbiert zu werden. Niemand sollte Kalzium als einziges Ergänzungsmittel einnehmen. Insbesondere sollten Sie kein Kalziumkarbonat einnehmen, da es nicht gut absorbiert wird und Probleme verursachen kann. Diese Art von Kalzium ist sehr billig, und wird oft in den in Discountläden verkauften Produkten verwendet.

Wenn Sie lieber Magnesium als einziges Ergänzungsmittel einnehmen, wird Magnesiumglycinat sehr gut absorbiert. Die Marke Doctor's Best stellt ein Chelatprodukt aus Magnesiumglycinat her, das sehr gut absorbiert wird.

Migräne-Kopfschmerzen

Wenn Sie verstehen, wie Akupunktur Schmerzen lindert, indem sie den Blutfluss in den Meridianen wiederherstellt, so dass der Körper sich selbst heilen kann, macht es Sinn, dass die Körper-Akupunktur auch bei der Behandlung von Migräne sehr wirksam ist. Migräne-Kopfschmerzen sind wie jede andere Art von Schmerz. Es gibt immer eine Ursache.

Schmerzen haben immer eine Grundursache, die behandelt werden kann. Schmerzen treten nicht spontan auf. Die Muskeln straffen sich mit der Zeit, besonders wenn die Person unter Stress steht. Diese Muskeln drücken auf die Nerven und Blutgefäße, was Schmerzen verursacht. Wenn Sie einen gesunden Blutfluss wiederherstellen, ist Ihr Körper in der Lage, sich selbst zu heilen.

Migräne-Kopfschmerzen können auf jedem Meridian auftreten. Ich hatte einmal eine Patientin, die Kopfschmerzen in der Mitte ihrer Stirn hatte. Das war ihr einziges Gesundheitsproblem. Das war ziemlich ungewöhnlich, denn Migräne tritt am häufigsten an den Seiten des Kopfes auf. In ihrem Fall war der Du-Meridian auf dem Kopf blockiert.

Ich behandelte den Meridian, der den gesunden Blutfluss in diesem Meridian, dem Ren-Meridian, wiederherstellt. Innerhalb weniger Akupunkturbehandlungen war ihre Migräne, gegen die sie von zahlreichen Schmerzspezialisten behandelt worden war, verschwunden.

Wenn Ihre Migräne in der Mitte der Stirn liegt, können Sie Ren 12, 13, 14 behandeln. Das könnte ausreichen, die Migräne zu beheben.

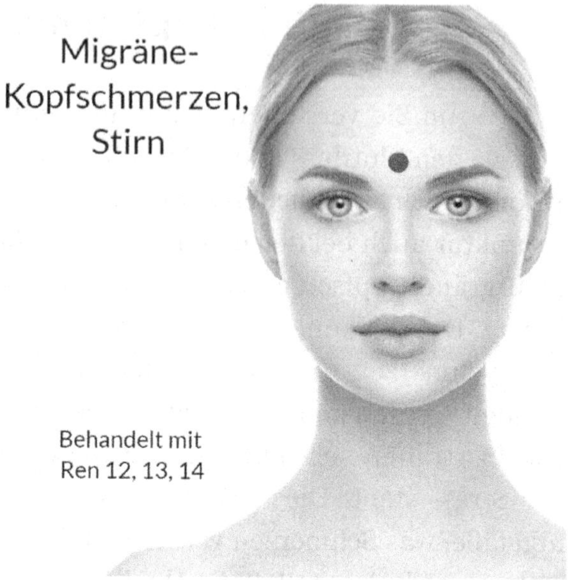
Migräne-
Kopfschmerzen,
Stirn
Behandelt mit
Ren 12, 13, 14

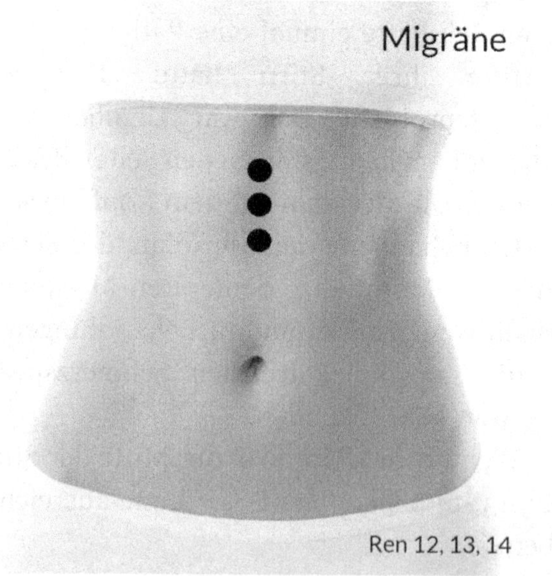
Migräne
Ren 12, 13, 14

Wenn sich Ihre Migräne meist seitlich am Kopf abspielt, sollten Sie den Gallenblasen-Meridian behandeln, da dieser Meridian einen wichtigen Punkt an der Schädelbasis hat, an dem die Muskeln ansetzen. Wenn dieser Bereich angespannt ist, kann jeder Punkt auf dem Gallenblasen-Meridian schmerzen. Sie müssen nicht genau wissen, welcher Punkt auf dem Gallenblasen-Meridian betroffen ist. Die Abbildung unten stammt aus meinem Buch über die Lage der Punkte, dem *Handbuch der Akupunktur-Punkte*.

Wenn ich persönlich Migräne hätte, würde ich ein Mini-Massagegerät an der Schädelbasis, also am Haaransatz, verwenden. Ich würde dort täglich behandeln und Wärme verwenden, um die Muskeln dort zu entspannen. Seien Sie bei der Behandlung dieses Bereichs sanft, da er sehr empfindlich ist. Sie müssen nicht energisch vorgehen. Der Körper reagiert besser auf sanfte Stimulation.

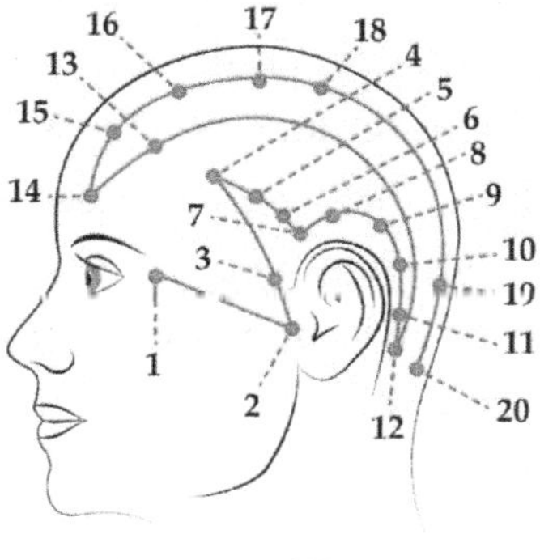

Gallenblasen-Meridian am Kopf

Migräne

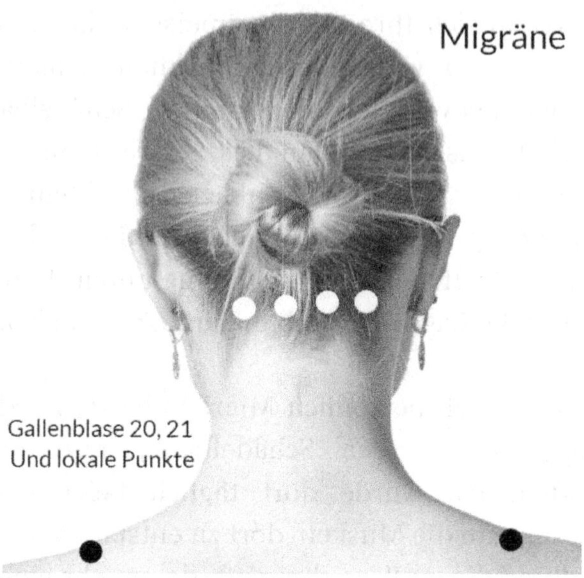

Stress ist die häufigste Grundursache von Migräne. Leber 3 ist der beste Punkt bei Stress. Auch Hormonungleichgewichte können Migräne verursachen, dafür ist Milz 6 die beste Wahl. Zur Behandlung von Nebenhöhlenschmerzen lesen Sie bitte das Kapitel über Nebenhöhlenschmerzen. Die Milz 6 befindet sich eine Handbreit oberhalb der Spitze des Knöchels auf der Beininnenseite, hinter dem Schienbein. Leber 3 befindet sich in der leichten Vertiefung zwischen dem ersten und zweiten Fußknochen, zwischen den Zehen.

Milz 6

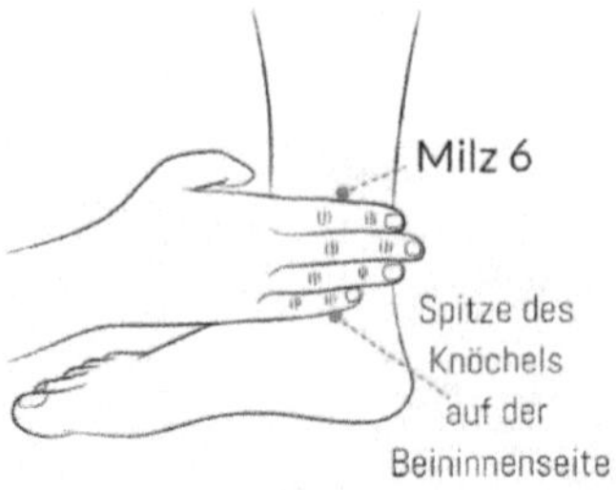

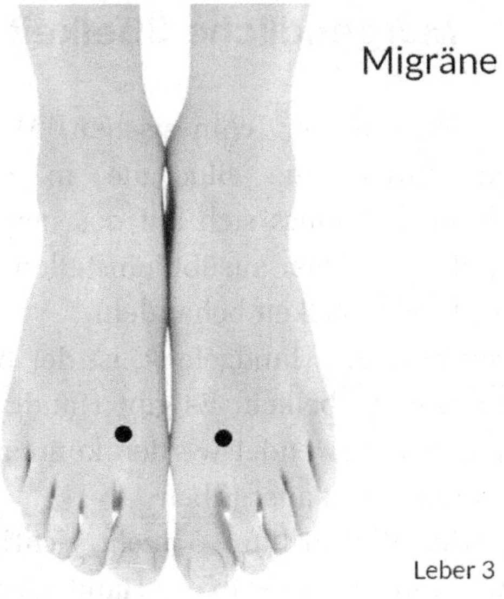
Migräne
Leber 3

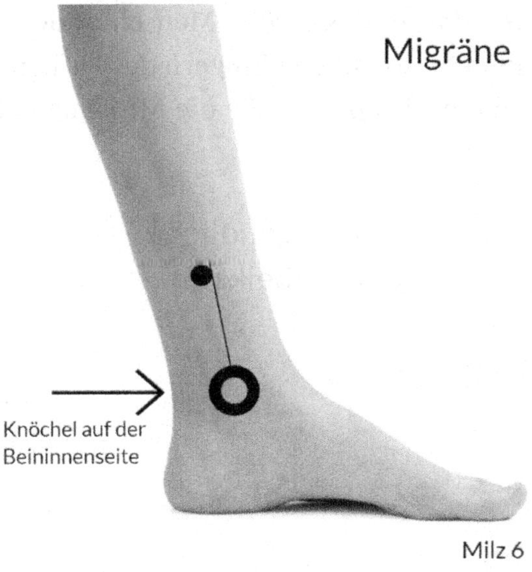
Migräne
Knöchel auf der
Beininnenseite
Milz 6

Morgendliche Übelkeit

In der Theorie der chinesischen Medizin wird die Morgenübelkeit durch eine Blockade in den Meridianen verursacht. Der Körper muss sich auf das neue Baby und den Druck, den es auf den Körper ausübt, einstellen. Es gibt mehrere Punkte, die die Morgenübelkeit behandeln.

Pericardium 6, am Handgelenk, ist der beliebteste Punkt bei der morgendlichen Übelkeit. Es gibt Handgelenkbänder, die den ganzen Tag über verwendet werden können, um auf diesen Punkt einen sanften Druck auszuüben.

Häufig wird Pericardium 6 nicht richtig lokalisiert. Es befindet sich zwei Finger oberhalb der Handgelenksfalte, aber Sie sollten Ihre Hand nicht zurückbeugen. Halten Sie Ihre Hand und Ihr Handgelenk gerade.

Denken Sie daran, dass jeder Mensch andere Maße hat, messen Sie den Punkt also mit den Fingern des Patienten. Männer haben größere Hände, also passen Sie die Messung entsprechend an.

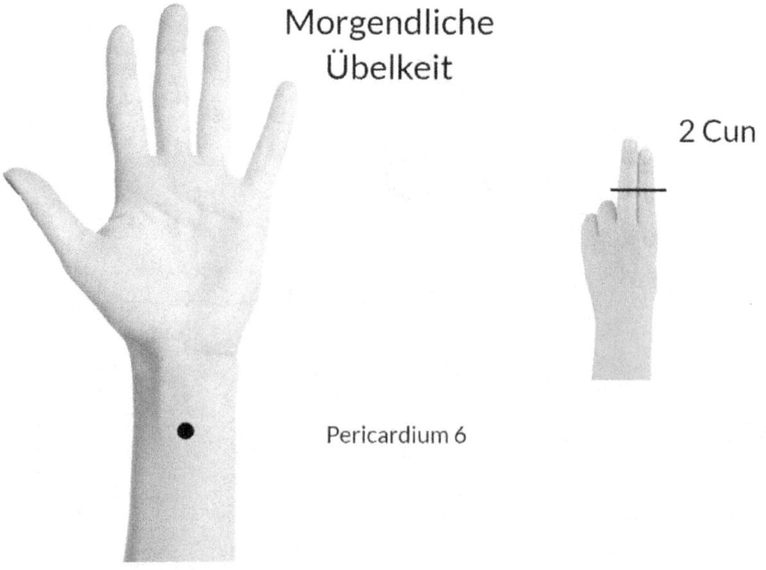

Wenn Pericardium 6 das Problem nicht löst, ist Gallenblase 34 der nächste zu behandelnde Punkt. Dadurch wird die Leberenergie reguliert, die die häufigste Ursache für dieses Problem ist. Gallenblase 34 kann etwas schwierig zu lokalisieren sein. Es befindet sich am Knie, vor und unter dem Wadenbeinkopf, der der kleinere Knochen neben dem Schienbein ist.

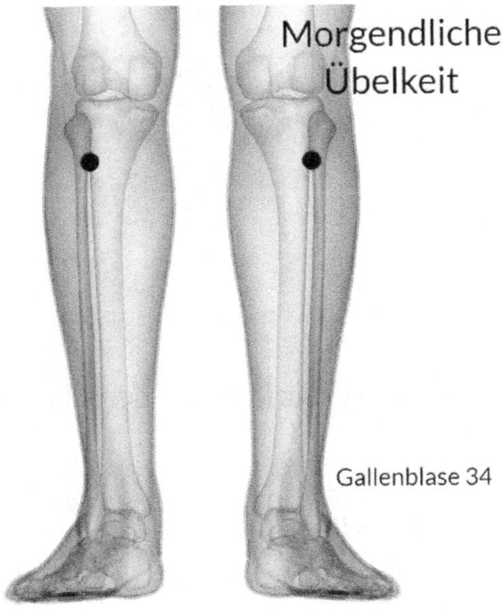

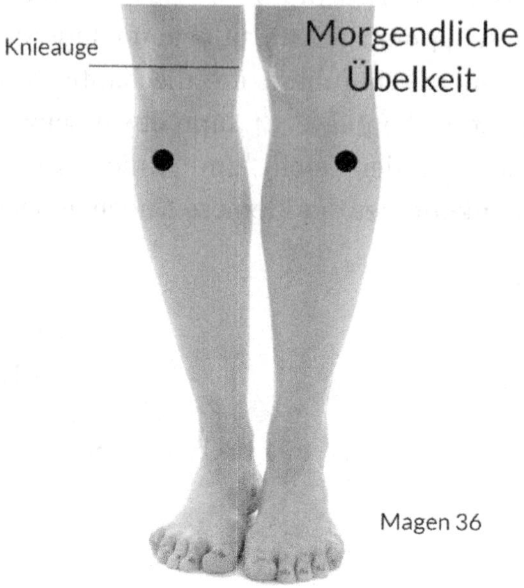

Magen 36 reguliert und stärkt den Magen.

Hinweise zur Behandlung

Ingwerwurzel ist sehr hilfreich bei Übelkeit. Es kann auch bei der morgendlichen Übelkeit verwendet werden. Sie sollten keine weiteren Behandlungen gegen Schwangerschaftsübelkeit benötigen. Wenn diese Punkte nicht funktionieren, können Sie es mit Akupunktur versuchen. Die Stimulation ist stärker und könnte das sein, was Sie brauchen. Konsultieren Sie immer Ihren behandelnden Arzt, bevor Sie etwas versuchen. Jeder Patient ist anders. Es ist am besten, sich von einem zugelassenen Akupunkteur behandeln zu lassen. Alle Probleme mit Unfruchtbarkeit und Schwangerschaft können mit Chinesischer Medizin behandelt werden.

Müdigkeit

Akupunktur und chinesische Kräuter eignen sich hervorragend zur Linderung von Müdigkeit. Die meisten Patienten berichten, dass sie sich nach nur einem Monat Akupunktur so gut fühlen wie seit Jahren nicht mehr. Sehr oft verringern wir unser Energieniveau und wissen nicht einmal mehr, wie es sich anfühlt, ein gutes Energieniveau zu haben.

Die häufigsten Ursachen für Müdigkeit sind eine Schwäche der Nierenenergie sowie eine Schwäche und Unregelmässigkeit der Verdauung.

Selbst wenn Sie keine offensichtlichen Symptome eines Nierenmangels haben, wird es die Energie beim Behandeln der Nieren steigern.

Die häufigsten Symptome einer Nierenschwäche sind:

Yin-Defizienz der Nieren

- Nächtliche Schweißausbrüche
- Hitzewallungen
- Schwindelgefühl
- Durst
- Rückenschmerzen
- Tinnitus
- Gehörlosigkeit
- Schmerzen in den Knochen
- Heiße Handflächen und Fußsohlen
- Schlechtes Erinnerungsvermögen
- Trockener Mund in der Nacht

Yang-Defizienz der Nieren

- Häufiges, klares Urinieren
- Apathie
- Abneigung gegen Kälte

- Ödeme in den Beinen
- Impotenz
- Unfruchtbarkeit bei Frauen
- Vorzeitige Ejakulation
- Rückenschmerzen
- Schwache Knie
- Schwache Beine
- Nachts aufwachen zum Wasserlassen.
- Inkontinenz

Sie werden feststellen, dass ein Yin-Mangel in der Niere vielen Problemen entspricht, die Frauen in der Menopause und Perimenopause haben. Chinesische Kräuter sind sehr hilfreich bei der Behandlung aller Aspekte der Nierenschwäche, einschließlich Hitzewallungen. Es gibt zahlreiche Rezepturen, die die Grundursache dieser Symptome nachhaltig lindern können.

Durch die Behandlung der Nieren-Punkte werden alle Aspekte der Nierenschwäche behandelt, wodurch die durch Nierenschwäche verursachte Müdigkeit behandelt wird.

Bitte denken Sie daran, dass die Diagnose eines Nierenmangels in der chinesischen Medizin keine Korrelation zu einer Diagnose der westlichen Medizin hat. Ihre Nierenorgane sind wahrscheinlich in Ordnung. Dies ist Chinesische Medizin. Es ist eine völlig andere Art der Diagnose und Behandlung von Krankheiten, die seit Tausenden von Jahren wirksam eingesetzt wird.

Zur Behandlung der durch Nierenschwäche verursachten Müdigkeit sind die Punkte Niere 3, 6 und 7 die beste Wahl. Ich habe diese Punkte sogar bei der Behandlung von Patienten mit Nierendialyse eingesetzt, also zweifeln Sie nicht daran, wie stark diese sind. Eine meiner Patientinnen hatte eine Nierenschädigung, wobei sie vermutete, dass diese auf ein Antibiotikum zurückzuführen war, das sie eingenommen hatte. Wir waren in der Lage, die Nierenfunktion zu verbessern und die Dialyse zu vermeiden, indem wir einige Wochen lang zweimal wöchentlich Akupunktur machten.

Für die Punkte lokalisieren Sie den Knöchel auf der Innenseite des Beins. Der Knöchel ist der ein wenig abgerundete Bereich, der auch als medialer Malleolus bezeichnet wird. Bei manchen Menschen ist dieser Knochen groß, bei manchen Menschen ist er klein und nicht so leicht zu sehen, aber Sie können den Knochen fühlen, wenn Sie drücken.

Ich füge ein Bild aus meinem Buch über die Lage der Punkte bei, weil eine Linienzeichnung deutlich zeigt, wo die Punkte im Verhältnis zum Knöchel auf der Beininnenseite liegen. Darunter befindet sich ein Körperbild von Niere 3, 6 und 7. Niere 7 liegt 2 cun über Niere 3.

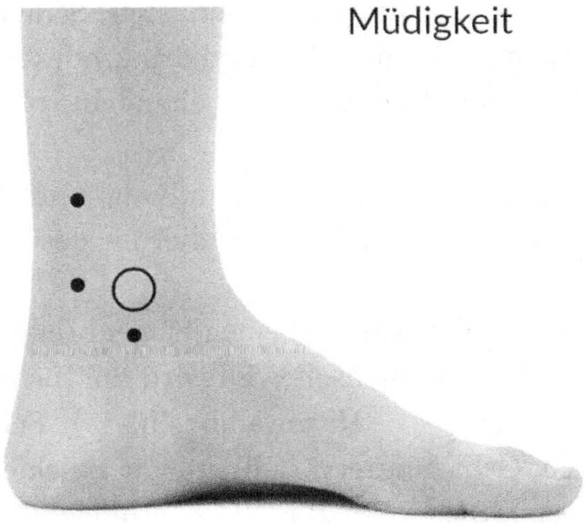

Niere 3, 6, 7

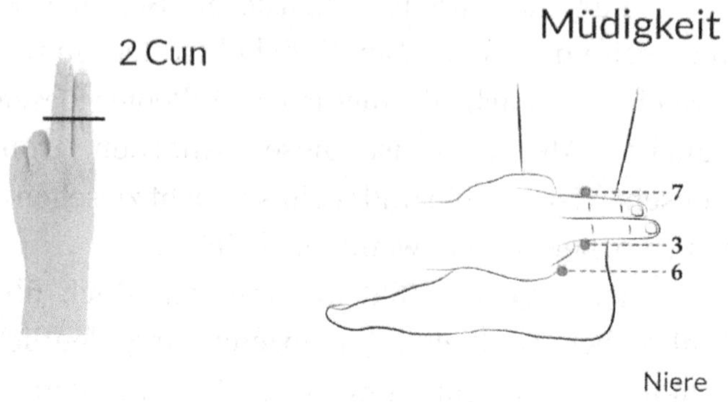

Niere 3 ist der wichtigste zu behandelnde Punkt. Es befindet sich direkt hinter dem Knöchel auf der Beininnenseite. Es behandelt Müdigkeit, häufiges Wasserlassen, Schmerzen in der Ferse, Inkontinenz, Schlaflosigkeit und dringendes Wasserlassen. Wenn Sie nur einen Nieren-Punkt behandeln, ist dies der zu verwendende.

Niere 7 wird u.a. zur Behandlung von Inkontinenz, Nephritis, Fußschmerzen und zur Regulierung des Wasserlassens verwendet.

Niere 6 befindet sich etwa einen Finger breit unterhalb des Knöchels auf der Beininnenseite. Es wird zur Behandlung von Nierenerkrankungen, Hitzewallungen, Schlaflosigkeit, Halsschmerzen, Gebärmuttervorfall und zur Beschleunigung der Wehen eingesetzt. Dieser Punkt ist sehr beruhigend und kann bei Angstzuständen und Schlaflosigkeit eingesetzt werden. Diesen würde ich nicht bei einer Frau anwenden, die schwanger ist oder sein könnte. Es zieht die Energie vom Kopf herunter, also hat es eine absteigende Wirkung. Dies ist ein Grund dafür, warum es bei Angstzuständen so wirksam ist. Das Einweichen der Füße in warmem Wasser hat die gleiche Wirkung. Es zieht die Energie vom Kopf weg nach unten.

Eine weitere häufige Ursache für Müdigkeit ist Verdauungsschwäche. Wenn Sie Ihre Nahrung nicht gut verdauen können, haben Sie keine guten Energieniveaus. In der chinesischen Medizin stellen wir immer Fragen zur Verdauung und zum Energieniveau. Um gesund und schmerzfrei zu sein, brauchen Sie ein verbessertes Energieniveau und eine bessere Verdauung. In den meisten Fällen können wir alle Ihre Beschwerden gleichzeitig behandeln. Wenn Sie Schmerzen haben, können wir diese zur gleichen Zeit behandeln wie Müdigkeit, Schlaflosigkeit und andere Probleme. Es ist deshalb eine so ganzheitliche Behandlung. Sie werden von Kopf bis Fuß behandelt.

Der beste Punkt zur Verbesserung der Verdauung ist Magen 36. Dies ist wahrscheinlich der wichtigste Akupunktur-Punkt. Es hat so viele Funktionen, und jeder kann von einem besseren Energieniveau profitieren.

Die häufigsten Symptome einer Verdauungsschwäche oder eines Milzenergiemangels in der chinesischen Medizin sind:

- Schlechter Appetit
- Übelkeit
- Verdauungsprobleme
- Essstörungen
- weicher Stuhlgang
- Unverdaute Nahrung im Stuhl
- Dumpfer Bauchschmerz
- Schnelles Schwitzen ohne Anstrengung
- Gas und Völlegefühl im Abdomen
- Müdigkeit oder Schwäche
- Schwierigkeit, morgens aufzuwachen
- Schwache Muskeln
- Dumpfer Muskelschmerz
- schnelle Blutergüsse
- zwanghafte Sorgen oder zwanghafte Gedanken

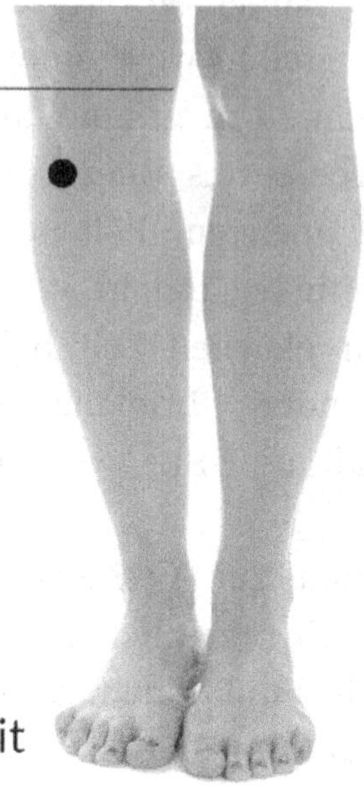

Müdigkeit

Magen 36

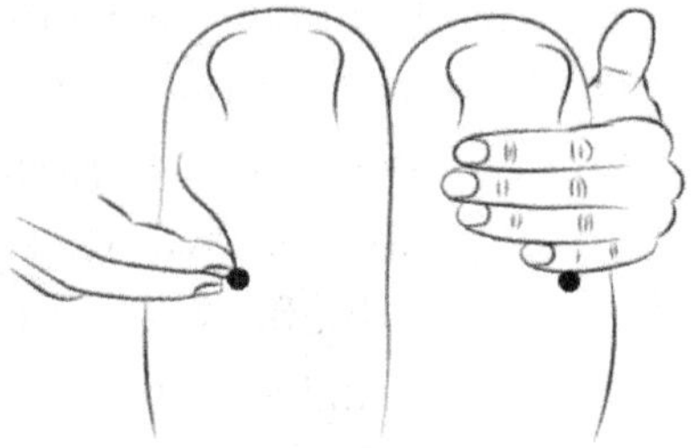

Zwei Möglichkeiten zur Lokalisierung

Hinweise zur Behandlung

Die Verbesserung der Verdauung und des Energieniveaus ist ein Teil jeder Akupunkturbehandlung. Neben Akupunktur und chinesischen Kräutern können auch viele andere Dinge Müdigkeit verursachen. Um nur einige zu nennen: Candida, Epstein-Barr-Virus, Nebennierenermüdung und Nahrungsmittelunverträglichkeiten. Als absolutes Minimum sollten Sie die Einnahme eines guten Multivitaminpräparats in Erwägung ziehen, um sicherzustellen, dass Sie genügend Vitamine haben, die Ihr Körper zur Energiegewinnung benötigt. Ich mag die Rohvitamine von Garden of Life. Sie machen auch ein Ein-Tages-Produkt.

Nackenschmerzen

Häufige Ursachen für Nackenschmerzen sind Autounfälle, Bandscheibendegeneration, Nackensteifheit durch falsches Schlafen und das Halten des Kopfes in einer Position über den ganzen Tag, ohne die Muskeln zu entspannen.

Es gibt verschiedene Möglichkeiten, die Nackenmuskeln zu entspannen. Mein persönlicher Favorit ist die Anwendung von Akupressur an den Ohren. Unabhängig davon, welche anderen Punkte ich bei einem Patienten anwende, lege ich normalerweise Ohrkügelchen auf den Bereich des Ohres, der dem Nacken entspricht. Jedes Mal, wenn Sie auf diese Samen drücken, verbessern Sie die Durchblutung und behandeln Ihren eigenen Hals.

Behandeln Sie die Nackenmuskulatur direkt mit einem Massagegerät, indem Sie die Muskeln neben der Wirbelsäule und an der Schädelbasis massieren, dort wo die Muskeln ansetzen, das ist eine weitere gute Option. Die Erwärmung der Nackenmuskeln ist besonders hilfreich. Beachten Sie, dass diese Punkte auch bei Migräne eingesetzt werden.

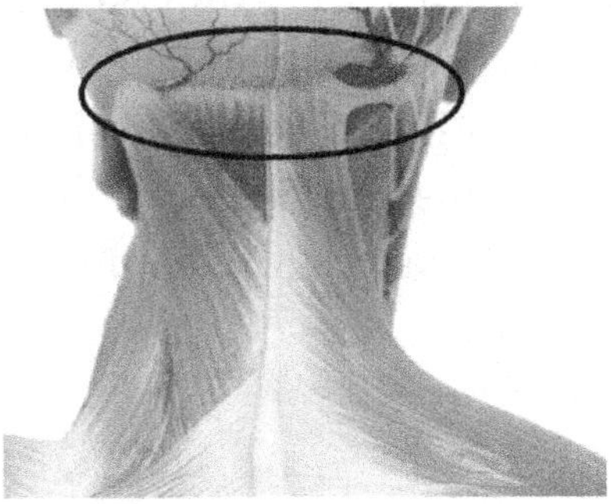

Ansätze der Nackenmuskeln

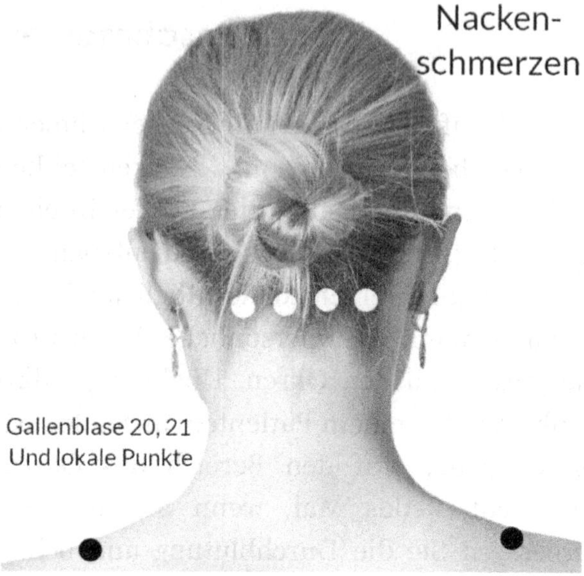

Eine verspannte Nackenmuskulatur kann viele Probleme verursachen. Wenn Nacken- und Schultermuskeln angespannt sind, kommt es zu einer Verminderung der Durchblutung des Kopfes. Jedes Problem am Kopf kann durch eine verspannte Nackenmuskulatur verursacht werden.

Die Gallenblase 20 befindet sich an der Schädelbasis, etwas oberhalb des Haaransatzes im Hinterkopfbereich. Die Gallenblase 21 befindet sich oben an der Schulter. Wenn die Schultern verspannt sind, ist oft der Nacken betroffen. Ich würde rund um den Haaransatz und oben an den Schultern massieren. Seien Sie um den Hinterkopf herum sanft, denn es ist dort sehr empfindlich.

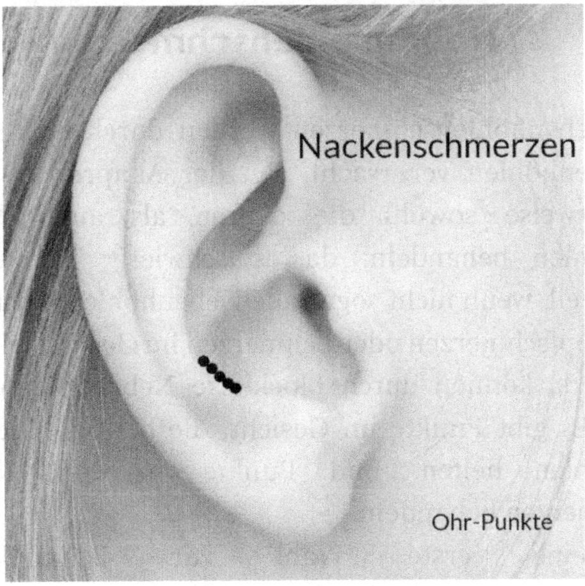

Ohr-Punkte zur Behandlung von Nackenschmerzen.

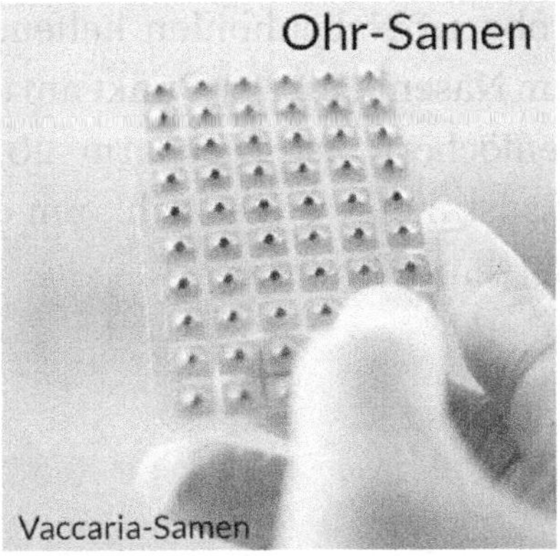

Nebenhöhlenschmerzen

Nebenhöhlenschmerzen werden durch eine Blockade in den Nebenhöhlen verursacht. Bei der Akupressur müssen Sie möglicherweise sowohl die oberen als auch die unteren Nebenhöhlen behandeln, da es schwierig ist, festzustellen, welcher Teil, wenn nicht sogar alle Nebenhöhlen blockiert sind.

Kopfschmerzen oder Schmerzen im Gesicht, einschließlich des Kiefers, können durch blockierte Nebenhöhlen verursacht werden. Es gibt Punkte im Gesicht, die bei der Entleerung der Nebenhöhlen helfen, und Punkte an den Händen, die Kopfschmerzen behandeln.

Meine erste Wahl zur Behandlung von Nebenhöhlenschmerzen ist der Punkt, der dem Nasenbein am nächsten liegt. Bei diesem Punkt ziehe ich die Akupressur der Akupunktur vor, da er sehr empfindlich ist. Probieren Sie alle Punkte aus, denn es ist schwierig, Nebenhöhlenprobleme zu erkennen.

Blase 2 befindet sich am Ende der Augenbrauen, es kann bei Problemen der oberen Nebenhöhlen helfen. Jia Bi befindet sich direkt neben dem Nasenbein. Der Punkt am unteren Ende der Nase, bei den Nasenlöchern, ist Dickdarm 20. Die Abbildung unten zeigt Jia Bi. Es ist meine erste Wahl, um die Nebenhöhlen zu öffnen und Schmerzen zu lindern.

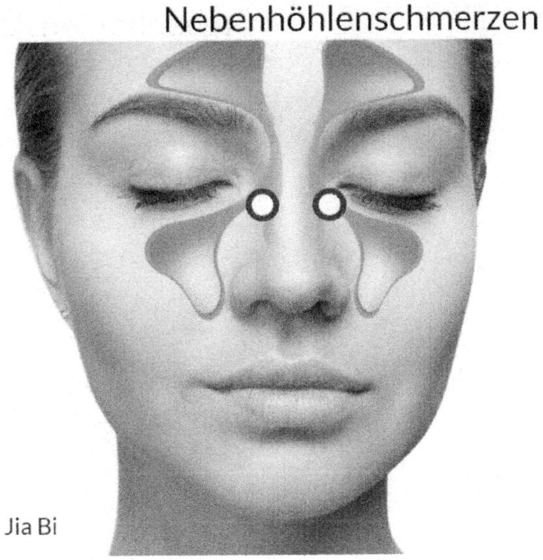

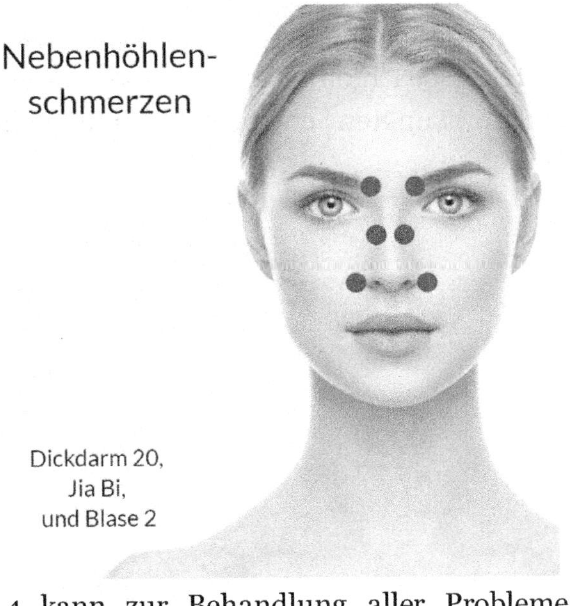

Dickdarm 4 kann zur Behandlung aller Probleme im Gesicht verwendet werden.

Nebenhöhlenschmerzen

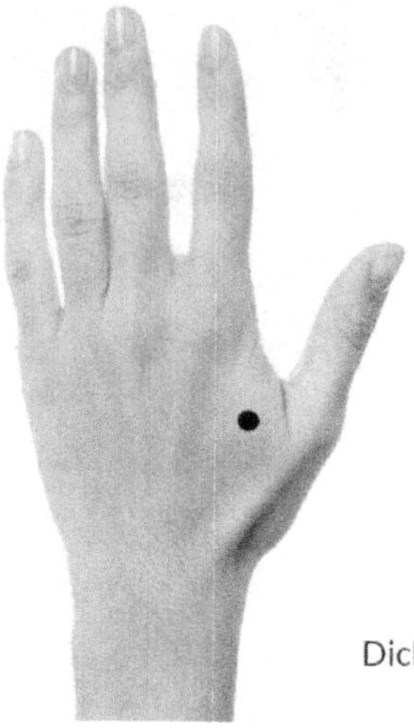

Dickdarm 4

Bitte beachten Sie, wie die Nasennebenhöhlen den Akupunktur-Punkten entsprechen, mit denen sie behandelt werden.

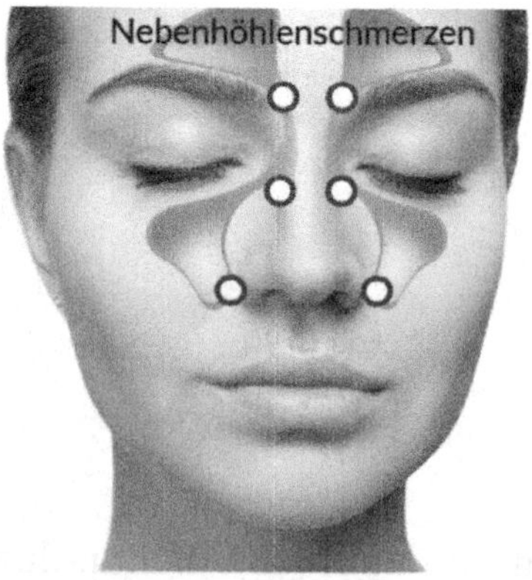

Hinweise zur Behandlung

Es gibt chinesische Kräuterrezepturen zur Behandlung von Allergien, Nebenhöhlenentzündungen und -infektionen. Einer meiner Patienten hatte eine so schlimme Verstopfung der

Nasennebenhöhlen, dass er nicht einmal Essen riechen konnte. Innerhalb weniger Monate nach der Behandlung hatte er keine Probleme mit den Nasennebenhöhlen und konnte wieder Essen riechen. Pilze können auch in den Nasennebenhöhlen wachsen. Dies kann zu einer ständigen Reizung der Nasennebenhöhlen führen. Mit immunstärkenden Kräutern wie Cordyceps kann das Immunsystem gestärkt werden, um es von Bakterien und Pilzen zu befreien.

Nesselsucht

Nesselsucht sind juckende rote Bereiche auf der Haut. Sie werden am häufigsten durch eine allergische Reaktion verursacht.

Dickdarm 4 und 11 werden zur Stärkung des Immunsystems eingesetzt, um jede Art von allergischer Reaktion zu behandeln. Allergien werden normalerweise durch ein schwaches Immunsystem verursacht, das auf Dinge überreagiert, auf die es normalerweise nicht reagieren würde, wenn das Immunsystem gesund wäre.

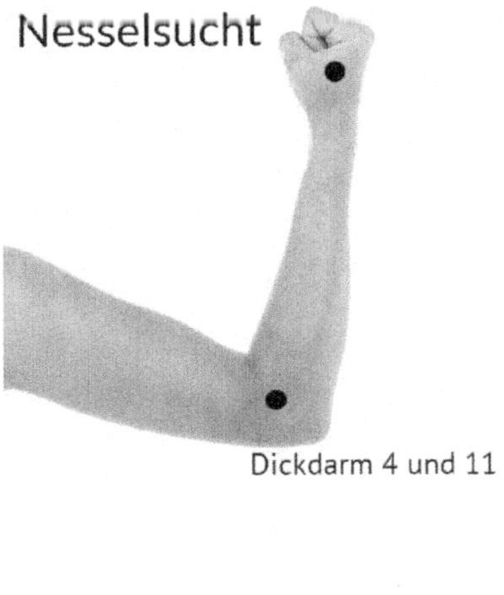

Milz 10 wird zur Regulierung des Blutes und zur Klärung der Wärme eingesetzt. Diese kann mit einer Entzündung korrelieren. Mit diesem Punkt können alle Hautkrankheiten behandelt werden, die durch Entzündungen hervorgerufen werden, ebenso wie Juckreiz überall am Körper. Milz 10 wird auch in Kombination mit anderen Punkten zur Behandlung von Knieschmerzen eingesetzt. Es befindet sich zwei Fingerbreit oberhalb der Kniekehle.

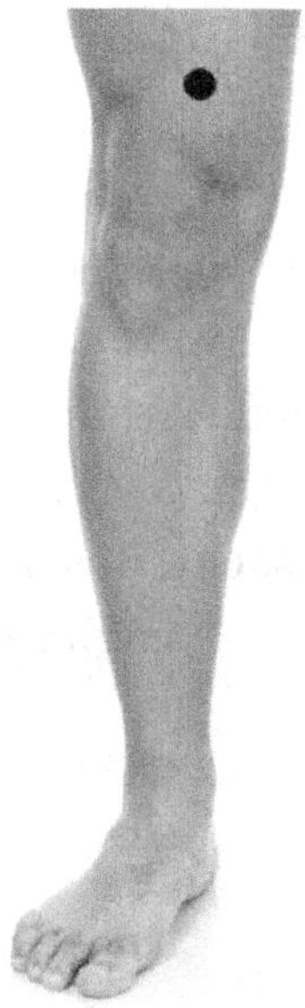

Nesselsucht

Milz 10

Lokalisierung von Milz 10

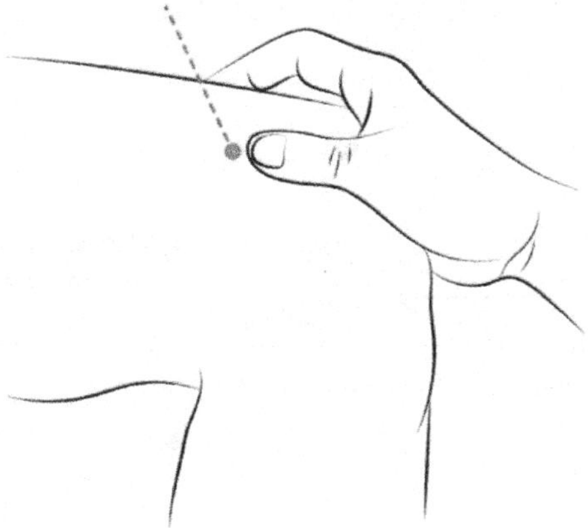

Milz 6 behandelt Hautkrankheiten, reguliert Hormone, behandelt Ödeme und Angstzustände. Obwohl eine allergische Reaktion die Ursache für Nesselsucht ist, gibt es oft grundlegende Gesundheitsprobleme, die dazu beitragen können. Milz 6 behandelt das Blut, was ein Konzept der chinesischen Medizin ist, das mit der Theorie der westlichen Medizin nicht einfach zu definieren ist. Anämie kann manchmal mit einem Blutmangel korreliert werden. Die chinesische Medizin behandelt Blutschwäche und -ungleichgewicht, bevor die westliche Medizin in der Lage ist, sowas festzustellen.

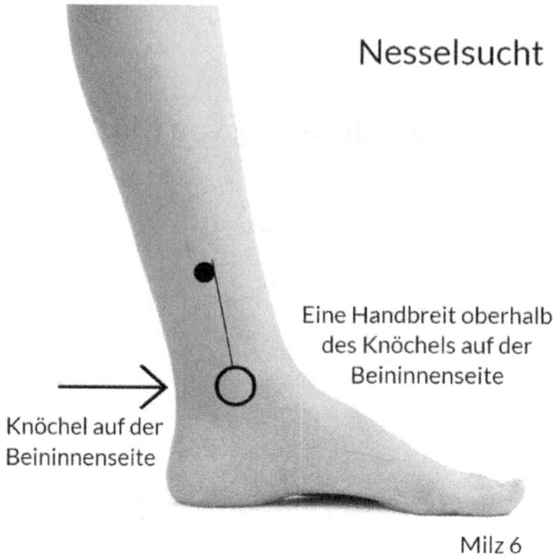

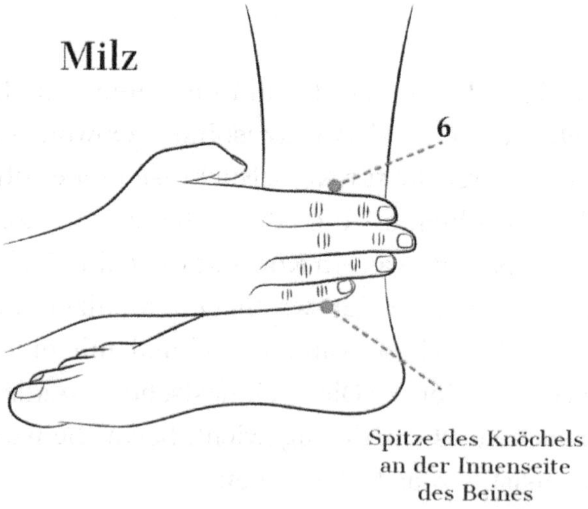

Hinweise zur Behandlung

Ich behandle Nesselsucht mit den Akupunktur-Punkten und mit chinesischen Kräutern, die zur Behandlung von Allergien verwendet werden, Jade Screen und Xanthium von Golden Flower. Dieses Produkt ist nur über lizenzierte Akupunkteure erhältlich. Es eignet sich hervorragend zur Behandlung von Allergien und Nebenhöhlenproblemen. Es basiert auf einer berühmten chinesischen Kräuterrezeptur namens Jade Windscreen oder Jade Screen. Die Idee hinter dieser Rezeptur ist, das Immunsystem zu stärken und allergische Reaktionen zu stoppen.

Planetary Herbals hat eine Rezeptur namens Astragalus Jade Screen. Es enthält Extrakte aus der Astragaluswurzel, Atraktylodes und Bergkümmelwurzel. Sie haben auch ein Produkt, das Astragalus-Wurzelextrakt als ein einziges Kraut enthält. Es heißt Astragalus Extract, Full Spectrum.

Astragalus ist ein starkes Immun-Tonikum. Es reduziert bei regelmäßiger Einnahme Allergien, indem es das Immunsystem stärkt. In China wird Kindern Astragalus-Tee serviert. Ich habe gehört, dass sie den Tee manchmal in Lebensmittel geben, damit die Kinder nichts davon merken.

Nierensteine

Nierensteine werden in der Regel durch eine Nierenschwäche verursacht. Eine Stärkung der Nieren verringert die Wahrscheinlichkeit zukünftiger Attacken.

Ich würde Niere 3, 6 und 7 behandeln, um die Nieren zu stärken.

Nierensteine

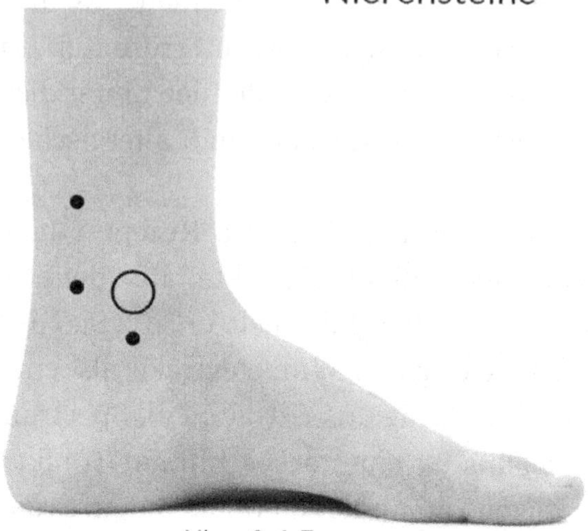

Niere 3, 6, 7

Hinweise zur Behandlung

Chinesische Kräuterrezepturen lösen Steine auf. Die Behandlung der Nieren wird Ihnen helfen, die Bildung von Steinen zu stoppen, aber wenn Sie bereits Steine haben, sollten Sie Kräuter in Betracht ziehen. Planetary Herbals stellt ein Produkt namens Stone Free her, das Nieren- und Gallensteine behandelt. Es gibt auch andere Produkte zur Behandlung von Steinen. Überlegen Sie auch, wie viel Flüssigkeit Sie trinken. Ihr Körper braucht Wasser, um die Mineralien aufzulösen, die sich zu Steinen anreichern.

Die Inhaltsstoffe von Stone Free werden wie folgt erklärt: „Enthält die Wurzeln von Purpur-Dost (auch Kieswurzel genannt), Petersilie und Eibisch, die in der Vergangenheit verwendet wurden, um die gesunde Ausscheidung von Flüssigkeit aus den Nieren zu fördern. Enthält die bitteren Kräuter Löwenzahnwurzel und Kurkuma, um den normalen Abfluss der Galle aus der Gallenblase zu unterstützen“.

Der Name „Kieswurzel" sagt Ihnen bereits, wozu das Kraut verwendet wird. Steine werden als Kies betrachtet. Mir persönlich gefällt die Marke „Planetary Herbals", weil sie von einem berühmten Kräuterkenner, Michael Tierra, entwickelt wurde. Er hat mehrere Kräuterbücher geschrieben, darunter *The Way of Chinese Herbs*. Dieses Buch kann Ihnen helfen, ein wenig darüber zu verstehen, wie Kräuter in der chinesischen Medizin verwendet werden.

Ohrschmerzen

Ohrschmerzen werden durch eine Blockade der Zirkulation im Ohr verursacht. Wie bei jeder Art von Schmerzen können Sie die Meridiane behandeln, die das Ohr betreffen, sowie andere Punkte, die die Durchblutung dort wiederherstellen können.

Der Dreifache Erwärmer 17 befindet sich hinter dem Ohrläppchen. Es lindert Ohrschmerzen, behandelt Juckreiz im Ohr, Rötungen, Schmerzen und Schwellungen des Ohres. Es behandelt auch Kiefersperre. Rötung, Schmerz und Schwellung können durch eine Ohrenentzündung hervorgerufen werden, weshalb Ihr Arzt konsultiert werden sollte. Die Ohren können durch unbehandelte Infektionen geschädigt werden.

Der Dreifach Erwärmer 21 befindet sich in der leichten Vertiefung an der Wurzel der Ohrmuschel. Es behandelt Ohrschmerzen, indem es die Ohren öffnet und reguliert. Es stellt die normale Zirkulation in den Ohren wieder her.

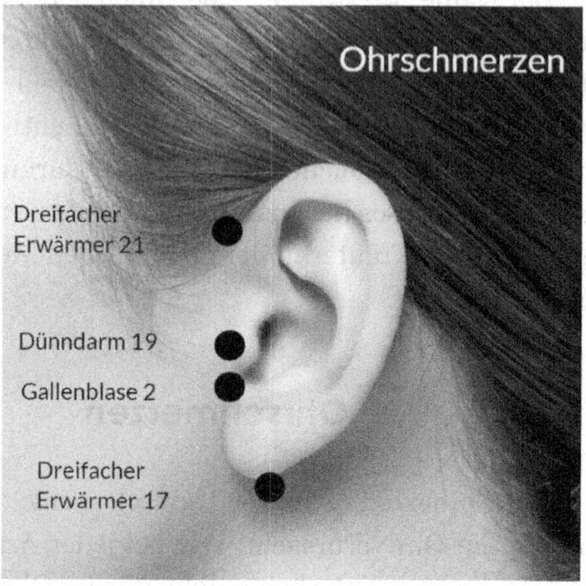

Dünndarm 19 befindet sich direkt vor dem Ohr. Es ist leichter als kleines Grube zu lokalisieren, wenn der Mund geöffnet ist, aber das ist nicht nötig. Behandeln Sie einfach den Bereich. Dieser Punkt verbessert deutlich die Durchblutung im Ohr und hilft so bei vielen Erkrankungen. In der Theorie der chinesischen Medizin werden Schmerzen durch eine mangelnde Durchblutung des schmerzhaften Bereichs verursacht. Wenn Sie die gesunde Durchblutung wiederherstellen, verschwinden die Schmerzen. Mit Dünndarm 19 werden Tinnitus, Ohrenentzündungen und Kopfschmerzen aufgrund von Ohrproblemen behandelt.

Die Gallenblase 2 befindet sich direkt vor dem Ohr. Es öffnet die Ohren, um Taubheit, Tinnitus, Ohrschmerzen, Kieferschmerzen, Hörverlust und Kiefergelenkschmerzen zu behandeln. In der chinesischen Medizin bedeutet der Ausdruck „öffnet", dass ein Punkt den Meridian stark öffnet, um den Blutfluss zu verbessern und die Funktion wiederherzustellen. Obwohl dieser Punkt als Behandlung von Tinnitus aufgeführt wird, gibt es viele Ursachen für Tinnitus, und chinesische Kräutermedizin ist oft notwendig.

Dickdarm 4 wird zur Behandlung von Schmerzen im Kopfbereich eingesetzt. Es stellt die gesunde Durchblutung des Ohres wieder her. Mit Dickdarm 11 werden Fieber, Erkältungen und Grippe behandelt. Dickdarm 4 ist der wichtigere dieser beiden Punkte bei Ohrschmerzen, aber wenn es eine Infektion oder Entzündung gibt, ist Dickdarm 11 sinnvoll zu verwenden. Diese Punkte behandeln auch Allergien und Nebenhöhlenprobleme.

Ohrschmerzen

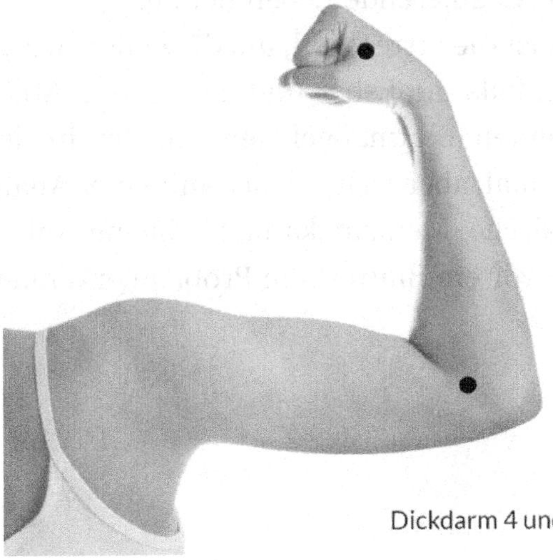

Dickdarm 4 und 11

Ohrschmerzen können auch durch Nebenhöhlenerkrankungen und Allergien verursacht werden. Bitte beachten Sie in den entsprechenden Kapiteln die Punkte.

Hinweise zur Behandlung

Es gibt Öle zur Behandlung von Ohrschmerzen und Infektionen. Wally's Ear Oil ist ein berühmtes Produkt und enthält Knoblauch und andere antibakterielle und antivirale Kräuter zur äußerlichen Anwendung.

PMS - Prämenstruelles Syndrom

In der Theorie der chinesischen Medizin wird das prämenstruelle Syndrom (PMS) durch eine stagnierende Leberenergie verursacht. Hormonelle Probleme sind oft etwas zeitaufwendig zu lösen. Ein Zeitaufwand von drei Monaten ist, was ich den Frauen üblicherweise zugestehe. Es gibt oft zahlreiche Ungleichgewichte, die behandelt werden müssen. Stress verursacht eine stagnierende Leberenergie.

Leber 3 ist die erste Wahl, um die Leber zu regulieren. Milz 6 reguliert ebenfalls die Leber und die Nieren. Milz 6 behandelt das, was wir einen Blutmangel nennen, der in der westlichen Medizin manchmal, aber nicht immer, mit einer Anämie korreliert ist. Die chinesische Medizin kann Probleme auf energetischer Ebene lösen, bevor ein Bluttest ein Problem erkennen kann.

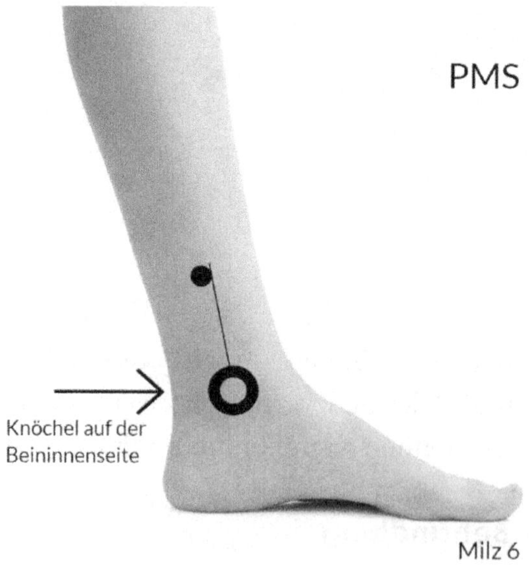

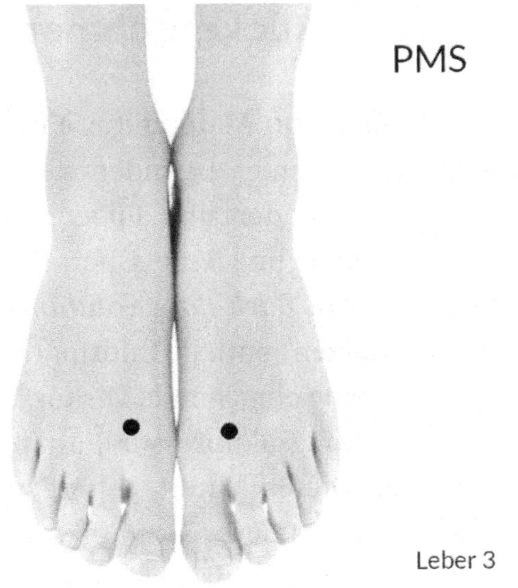

Hinweise zur Behandlung

Eine chinesische Kräuterformel namens Xiao Yao Wan ist eine der am häufigsten verwendeten Rezepturen zur Behandlung von Stress und Menstruationsstörungen. Es wird auch Freier und leichter Wanderer genannt oder Entspannter Wanderer und hat auch andere Namen, die darauf hinweisen, dass es den Körper entspannt. Planetary Herbals stellt ein Produkt namens Bupleurum Calmative Compound her. Diese Rezeptur wurde vor etwa 875 Jahren entwickelt. Es wird in den meisten chinesischen Lebensmittelgeschäften über den Ladentisch verkauft. Diese Arten von Kräuterrezepturen werden in China genauso häufig eingenommen wie Aspirin im Westen.

Rückenschmerzen

Es gibt über 100 Akupunktur-Punkte zur Behandlung von Rückenschmerzen. Einige befinden sich am Rücken, aber viele befinden sich an Händen und Füßen. Es ist sehr einfach, sich selbst zu behandeln, und eine Operation ist selten notwendig. Mein Buch „*Natural Back Pain Solutions*“ (Natürliche Lösungen bei Rückenschmerzen) enthält Informationen über Ergänzungen, Dehnungen und eine eingehende Diskussion darüber.

Mein Lieblingsakupressur-Punkt bei Rückenschmerzen heißt Ling Gu. Dieser Punkt gehört zum Tung-Akupunktur-System, welches ein anderes Akupunktur-System ist.

Jeder Akupunkteur ist ein Schmerzspezialist. Wir behandeln Rückenschmerzen ab dem ersten Tag in der Studentenklinik. Ob Ihre Rückenschmerzen durch verspannte Muskeln, eingeklemmte Nerven oder Bandscheibenvorfälle verursacht werden, Akupunktur ist eine Lösung.

Dieser Punkt lässt sich am besten mit einem Mini-Massagegerät behandeln. Ich habe persönlich Akupressur an diesem Punkt durchgeführt und es für sehr wirksam befunden. Drücken Sie mit dem Massagegerät sehr fest in das Gelenk. Ling Gu befindet sich an der Hand, zwischen den Knochen von Daumen und Zeigefinger. Ich habe ein Bild eingefügt, das die Handknochen zeigt.

Rückenschmerzen

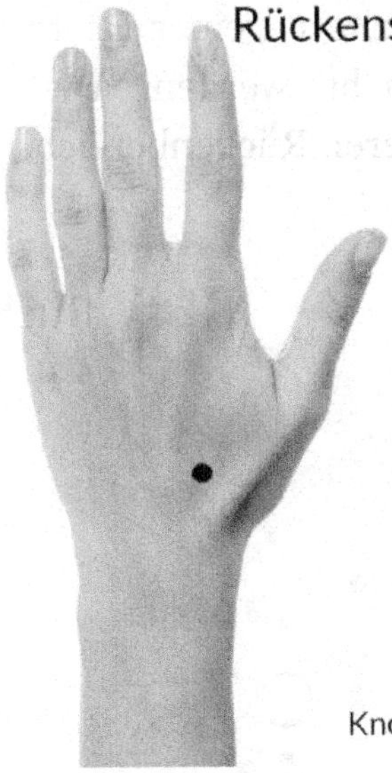

Ling Gu,
Knochen der Seele

Rückenschmerzen

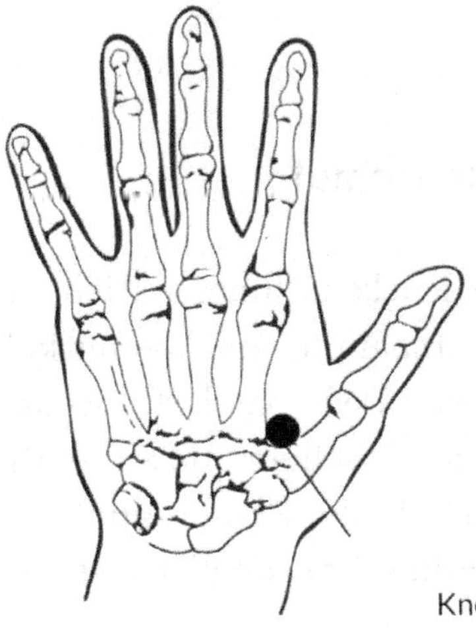

Ling Gu,
Knochen der Seele

Schmerzen im unteren Rückenbereich können in der chinesischen Medizin mit einer Energie-Schwäche der Nieren in Verbindung gebracht werden. Die Behandlung der Nieren behandelt den unteren Rückenbereich.

Rückenschmerzen

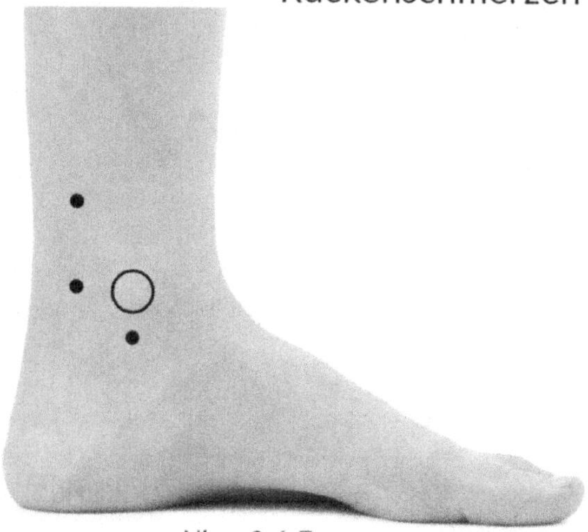

Niere 3, 6, 7

Behandeln, wo es wehtut

Die meisten Rückenschmerzpatienten, die ich behandle, haben eine sehr verspannte Rückenmuskulatur mit winzigen Knoten im Rücken. Das passiert, wenn man lange Zeit Muskelschmerzen hat. Es scheint, dass der Muskel Knoten in sich hat. Ich steche Nadeln in die Knoten und die Knoten entspannen sich. Akupunktur wirkt sehr schnell, um dieses Problem zu lösen.

Hinweise zur Behandlung

Verspannte Muskeln sind die häufigste Ursache von Rückenschmerzen. Durch Akupunktur werden verspannte Muskeln schnell entspannt. Manche Menschen lassen sich am Rücken operieren, weil sie denken, dass es ein Bandscheibenvorfall ist, der die Schmerzen verursacht, dabei sind es nur verspannte Muskeln. Dies lässt sich leicht durch Akupunktur behandeln.

Bei chronischen Rückenschmerzen werden die Muskeln im Laufe der Zeit immer straffer und sie können sich wie Knoten anfühlen. Ich denke, jeder, der eine Rückenoperation in Betracht zieht, sollte sich zuerst akupunktieren lassen. In einigen Fällen erholen sich die Patienten innerhalb von 10 Besuchen. Das ist eine vollständige Heilung von Rückenschmerzen.

Wenn Sie einen Bandscheibenvorfall haben, können Nahrungsergänzungsmittel helfen. Ihr Körper verwendet Gelenkpräparate wie Kollagen Typ zwei, Glucosaminsulfat, Chondroitinsulfat und MSM, um einen Bandscheibenvorfall oder ein anderes Gelenkproblem zu beheben. Ich mag die Marke Jarrow und die Marke Doctor's Best. Die Qualität der Ergänzungsmittel, die Sie einnehmen, ist sehr wichtig.

Ich weiß, dass es schwierig sein kann, wenn Sie nicht viele Nahrungsergänzungsmittel kaufen, mit einigen der besten Marken vertraut zu sein. Deshalb nenne ich die Markennamen. Ich habe in den letzten 20 Jahren viele Marken ausprobiert und ich weiß, was schnell zu Ergebnissen führt. Wenn Sie einen gewöhnliches Nahrungsergänzungsmittel von einem Discounter gekauft haben und keine Ergebnisse erzielt haben, sollten Sie sich überlegen, eine der Marken zu kaufen, die ich empfehle, und sehen, ob das einen Unterschied macht.

Säure-Reflux oder GERD, gastroösophagealer Reflux

Zu den Symptomen des Säure-Refluxes gehören brennende Schmerzen in der Brust oder im Rachen, das Wiederaufstoßen saurer Flüssigkeit, Aufstoßen, Schluckbeschwerden, Schluckauf und Übelkeit. Nachts ist der Reflux oft schlimmer, was sogar zu Schlaflosigkeit führen kann. Die Säure kann in die Speiseröhre fließen und das Gewebe schädigen und eine teilweise Verstopfung verursachen.

Säure-Reflux wird durch einen Mangel an Magensäure verursacht, nicht durch zu viel Magensäure. Die Einnahme von Medikamenten, die die Säureproduktion im Magen unterdrücken, wird das Problem nicht lösen.

Wenn Ihre Verdauung gesund ist und genügend Magensäure vorhanden ist, schließt sich der Schließmuskel am oberen Ende Ihres Magens und schützt Sie vor dem Eindringen von Magensäure in die Speiseröhre. Wenn Sie nicht genügend Magensäure haben, schließt sich der Schließmuskel möglicherweise nicht, so dass die Säure aus dem Magen austritt und in die Speiseröhre gelangt.

Unser Ziel mit der Akupressur ist es, den Magen und Darm zu regulieren und zu stärken. Wenn Sie bereits Säureblocker einnehmen, konsultieren Sie bitte Ihren Arzt. Ein plötzliches Absetzen dieser Medikamente kann sehr ernste Rückschlagprobleme verursachen. Bitte nehmen Sie sich genügend Zeit, um dieses Problem zu lösen, insbesondere wenn Sie bereits Medikamente eingenommen haben. Es ist eine komplizierte Angelegenheit, und es ist am besten, einen Akupunkteur aufzusuchen, denn es gibt zahlreiche Ursachen und Lösungen für dieses Problem.

Ren 12, 13 und 14 regulieren den Magen und das Zwerchfell. Beginnen Sie mit der Lokalisierung von Ren 12 vier cun oberhalb des Bauchnabels. Ren 13 ist ein cun über Ren 12, und Ren 14 ist ein cun über Ren 13.

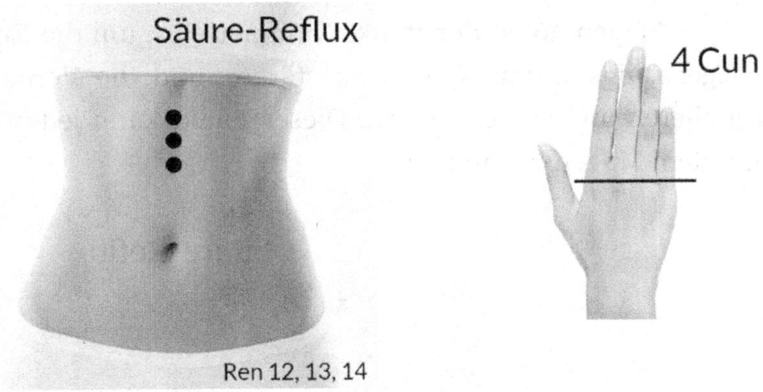

Pericardium 6 reguliert deutlich Ihren Magen- und Herzbereich. Es stellt einen gesunden Kreislauf wieder her, behandelt Übelkeit und lindert Schmerzen. Es wird mit flach gehaltenem Handgelenk lokalisiert, zwei cun von der Handgelenksfalte entfernt.

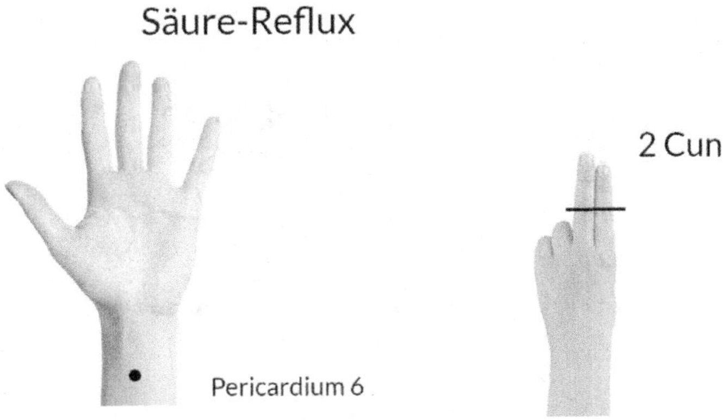

Magen 36 ist der Punkt Nummer eins, um die Energie zu steigern, das Immunsystem zu stärken und die Verdauung zu regulieren und zu verbessern. Dieser Punkt kann jedes Problem mit dem Magen behandeln.

Säure-Reflux

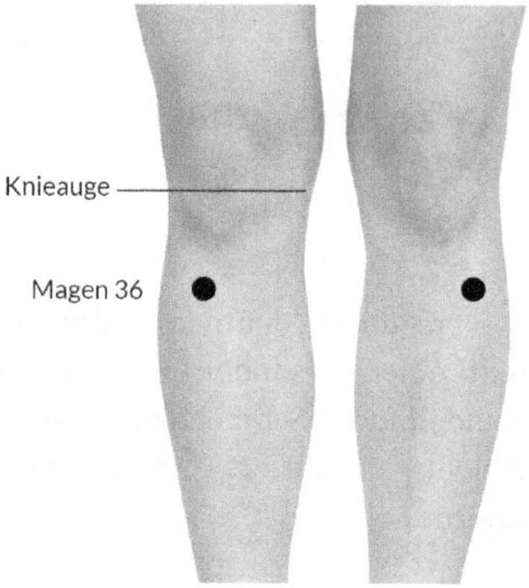

Magen 36

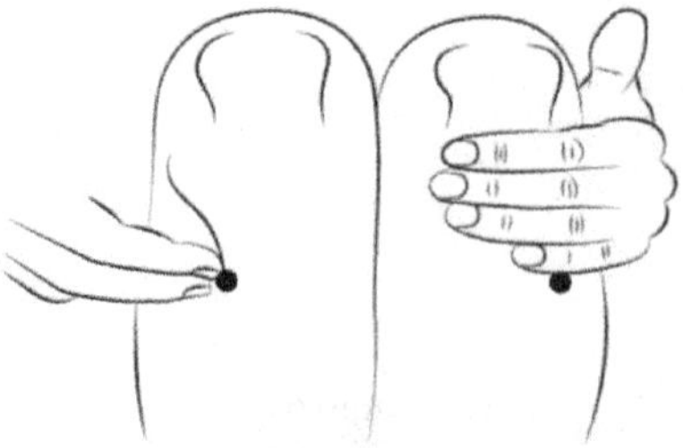

Zwei Möglichkeiten zur Lokalisierung

Wenn Sie sich selbst mit Akupressur behandelt haben und keine Linderung erfahren, ist es möglich, dass etwas anderes im Gange ist. Eine Zwerchfellhernie liegt vor, wenn ein Teil des Magens durch das Zwerchfell nach oben gedrückt wird. Dies ist ein physisches Problem, kein energetisches, so dass die Verwendung von Akupressur-Punkten möglicherweise keine dauerhafte Lösung bietet. Es gibt zahlreiche Online-Videos, die Techniken zur Behandlung von Zwerchfellhernien zeigen.

Das Drücken in diesem Bereich hilft, straffes Gewebe zu entspannen, das eine Stauung in diesem Bereich verursacht. Einfach fest drücken. Ich habe festgestellt, dass schnelles Ein- und Ausatmen helfen kann. Massieren Sie sehr fest direkt unterhalb der Rippen für ein oder zwei Minuten pro Punkt. Ich habe festgestellt, dass diese Technik wirksam ist. Es ist möglich, innerhalb von Minuten Erleichterung zu finden. Drücken Sie sanft unter Ihren Rippenkorb und achten Sie dabei auf den Xiphoidfortsatz, der ein kleiner Knochen in der Mittellinie Ihrer Rippen ist.

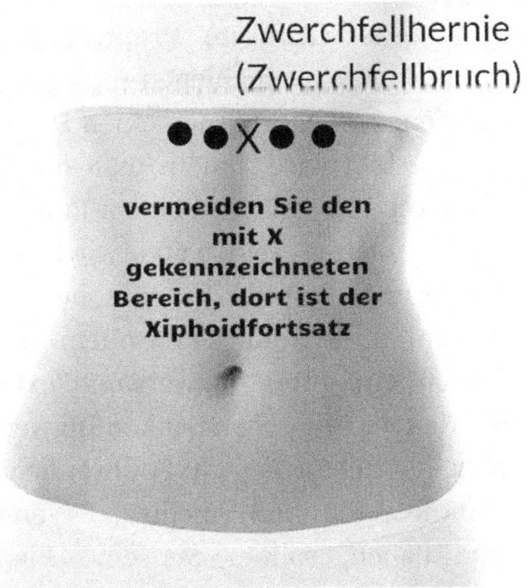

Säure-Reflux kann Schlaflosigkeit verursachen. Wenn Sie sich hinlegen, kann die Säure in die Speiseröhre gelangen und zu Herzklopfen führen, das heißt, wenn Sie Ihren Herzschlag spüren. Wenn Sie schläfrig sind und zu Bett gehen und nach dem Hinlegen hellwach sind oder Ihr Herz rast, kann es sich um einen Zwerchfellbruch oder einen Säure-Reflux handeln.

Hinweise zur Behandlung

Da Säure-Reflux durch einen Mangel an Magensäure verursacht wird, empfiehlt sich die Einnahme von Kräutern, die die Magensäure erhöhen und die Verdauung verbessern. Ingwerwurzel ist sehr wirksam, um die Magensäureproduktion zu erhöhen. Das allein ist vielleicht schon alles, was Sie brauchen. Es wird einige Zeit dauern, bis die normale Magenfunktion wiederhergestellt ist, aber die gute Nachricht ist, dass Ingwerwurzel bei vielen Beschwerden so wirksam ist. Es kann zur Schmerzbehandlung eingesetzt werden, weil es Entzündungen lindert. Es hat sich auch herausgestellt, dass es wirksamer als Medikamente gegen Übelkeit ist und keine Nebenwirkungen hat.

Ingwer ist das wichtigste Kraut, das man zu Hause behalten sollte. Sie können gemahlenen Ingwer von Nature's Way oder Solaray kaufen, oder Sie können einen Ingwerwurzelextrakt nehmen, der hergestellt wird, indem man die Ingwerwurzel in Wasser kocht und die Flüssigkeit zu einem Pulver dehydriert, das zu Kapseln und Tabletten verarbeitet wird. Jarrow stellt ein großartiges Ingwerwurzelextrakt-Produkt her. Jede Kapsel des Extrakts entspricht etwa 4 Kapseln rohem Ingwer. Planetary Herbals hat auch ein gutes Ingwerwurzelextrakt-Produkt in Tablettenform. Manche Menschen trinken Ingwertee.

Zur schnellen Linderung von Sodbrennen im Magen mag ich Acid Soothe von Enzymedica. Wenn Sie jemals Magenprobleme haben, sollten Sie eine Flasche in Ihrem Kühlschrank aufbewahren. Das Brennen ist normalerweise innerhalb von Minuten nach der Einnahme verschwunden. Ich habe kein Produkt gefunden, das so wirksam gegen Sodbrennen ist wie dieses. Es hat eine spezielle Kombination von Inhaltsstoffen, zu denen Enzyme zur Verbesserung der Verdauung gehören. Die Eibischwurzel beruhigt die Speiseröhre, den Magen und die Eingeweide. Papayablatt, Stachelesche und andere sind ebenfalls beruhigend. DGL-Lakritztabletten sind ebenfalls hilfreich. Stellen Sie sicher, dass die Marke 400 bis 500 mg Süßholzwurzelextrakt enthält. Einer meiner Favoriten hat kürzlich die Dosierung geändert. Diejenige, die ich jetzt empfehle, ist Natural Factors. Es enthält 400 mg Süßholzwurzelextrakt und Anissamenpulver zur Verbesserung der Verdauung.

Schlaflosigkeit

Die chinesische Medizin behandelt Schlaflosigkeit seit Tausenden von Jahren erfolgreich. Jeder Patient wird gefragt, wie er schläft, unabhängig davon, warum er Akupunktur bekommt. Schlaflosigkeit kann zur gleichen Zeit wie andere Leiden behandelt werden. Gesunder Schlaf ist ein wichtiger Teil der Heilung.

Sie müssen das nicht verstehen oder glauben, um sich mit Akupressur zu helfen, aber ich wollte Ihnen dazu ein paar Informationen geben.

Schlaflosigkeit wird über Organmuster diagnostiziert. In der Regel ist das Herz beteiligt. Punkte, die das Herz behandeln, sind Herz 7 und Pericardium 6.

Herz 7 behandelt Angstzustände und andere Herzprobleme. Es ist die Nummer Eins bei der Behandlung von Angstzuständen und Schlaflosigkeit. Es befindet sich am Handgelenk, an der Sehne.

Schlaflosigkeit

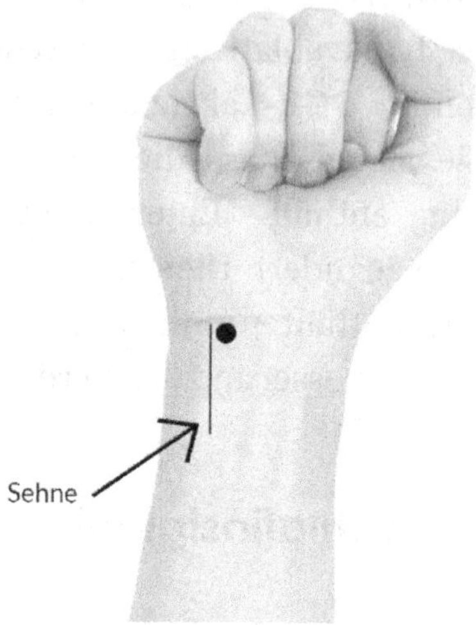

Herz 7

Mit Pericardium 6 behandelt ebenfalls das Herz. Es verbessert auch die Durchblutung von Herz und Magen. Manchmal schicke ich Patienten mit Magnetkügelchen nach Hause, die sie vor dem Schlafengehen verwenden sollen, um ihnen beim Einschlafen zu helfen und durch zu schlafen. Diese Pellets sind ziemlich stark und sollten nicht über einen längeren Zeitraum verwendet werden. Pericardium 6 ist zwei cun von der Handgelenksfalte entfernt, in der Mitte des Handgelenks. Ich würde an diesem Punkt mindestens eine Stunde vor dem Schlafengehen fünf Minuten lang ein Mini-Massagegerät verwenden.

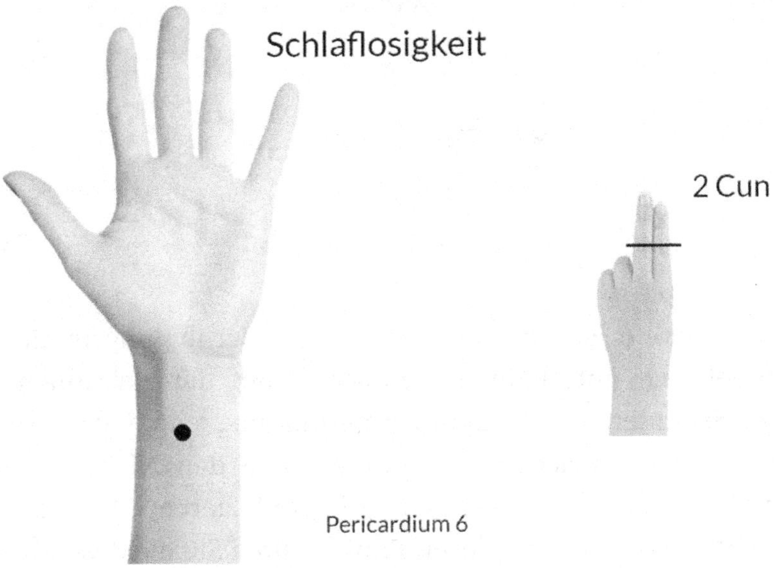

Milz 6 hilft, den Geist zu beruhigen, die Hormone und die Leber zu regulieren. Es ist ein sehr beruhigender Punkt. Es ist eine Handbreit oder 4 cun über dem Knöchel auf der Beininnenseite, direkt hinter dem Schienbein.

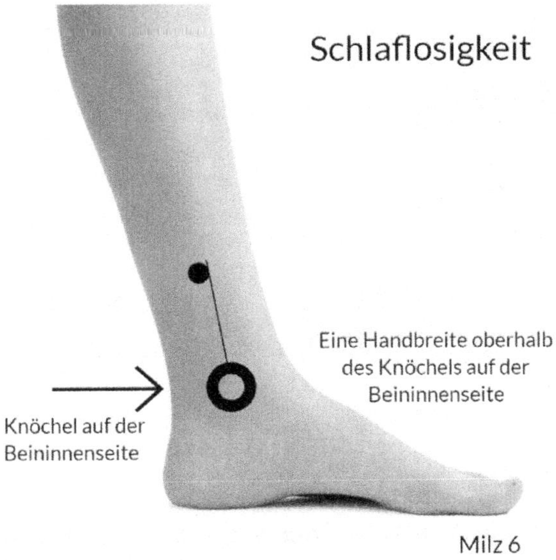

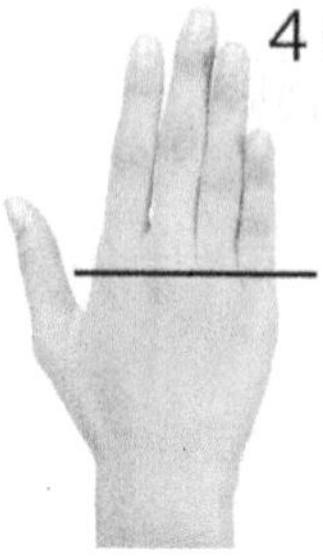

Niere 6 ist einer meiner liebsten Beruhigungspunkte. Es befindet sich unterhalb des Knöchels auf der Beininnenseite. Wenn Sie unter einer Nebennierenermüdung leiden, die durch zu viel Stress verursacht wird, hilft Niere 6 den Nieren, sich zu beruhigen und die Hormone zu produzieren, die Sie zum Einschlafen benötigen. Diesen Punkt sollten Sie nicht verwenden, wenn Sie schwanger sind.

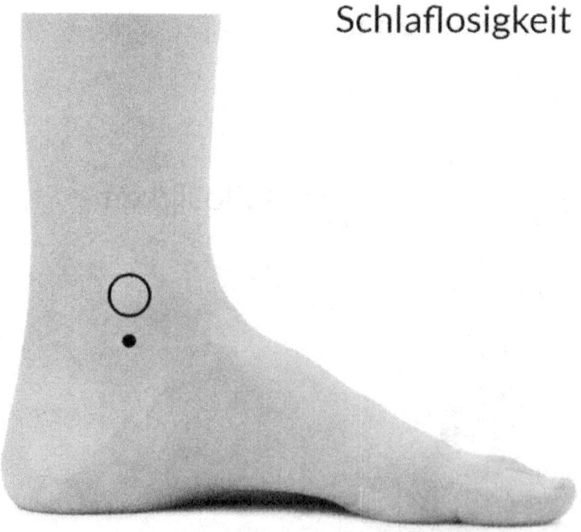

Leber 3 behandelt Stress. Dieser Punkt wird Ihrem Körper helfen, sich zu entspannen. Wenn Sie in der Lage sind, sich zu entspannen, können Sie besser einschlafen. Stress wirkt sich auf

Ihre Leber aus. Dieser Punkt wird Ihnen nicht nur helfen, sich zu entspannen, sondern Sie werden sich mit der Zeit auch entspannter fühlen, da er die Grundursache behandelt.

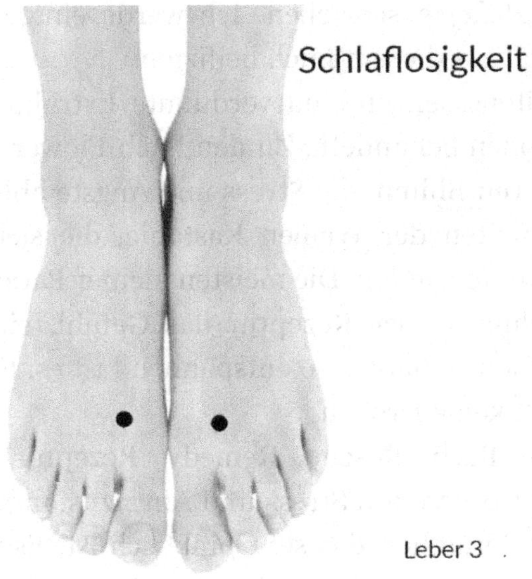

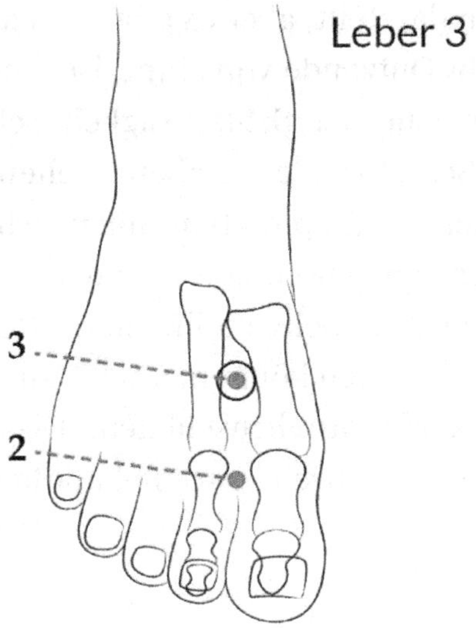

Hinweise zur Behandlung

Es gibt so viele Nahrungsergänzungsmittel, die Ihnen beim Schlafen helfen. Ich habe darüber ein Buch mit dem Titel *Insomnia Relief* geschrieben. Ich werde einige meiner liebsten Schlafmittel aus diesem Buch beifügen.

Blütenessenzen sind verdünnte Extrakte von Blüten, die die Emotionen behandeln. Zu den Bach Flower Essences Rescue Sleep gehören Blüten, die Stress und Ängste abbauen. Es enthält auch die Blüten der Weißen Kastanie, die sich wiederholende Gedanken unterbinden. Die meisten meiner Patienten haben nach der Einnahme dieser Rezeptur das Gefühl, eine Schlaftablette eingenommen zu haben, so entspannend ist es. Es ist völlig sicher und enthält keine Drogen.

Die Bach Rescue Remedy Rezeptur kann tagsüber verwendet werden, um Stress und Angstzustände abzubauen. Sie stellen ein Spray her, das sehr praktisch ist. Es muss nur in den Mund gesprüht werden oder in Ihr Getränk. Sie werden überrascht sein, wie entspannt Sie sind. Bachblütenessenzen werden mit Alkohol konserviert, was für die meisten Menschen kein Problem darstellt, aber es gibt auch alkoholfreie Optionen.

Es gibt Dutzende von chinesischen Kräuterrezepturen, die die Grundursache der Schlaflosigkeit behandeln. Wenn Sie ein ernsthaftes Schlafproblem haben, ziehen Sie bitte in Betracht, einen lizenzierten Akupunkteur aufzusuchen. Es gibt Rezepturen, die tagsüber eingenommen werden, um die Ursache der Schlaflosigkeit zu behandeln, und Rezepturen, die abends eingenommen werden können, um Sie zu beruhigen und Ihnen zu helfen, die Nacht durchzuschlafen. Diese Kräuter werden seit Tausenden von Jahren zur Behandlung von Schlaflosigkeit verwendet.

Schlaganfall-Wiederherstellung

Nur wenige Menschen sind sich bewusst, dass eine Akupunktur kurz nach einem Schlaganfall die normale Funktion schnell wiederherstellen kann.

Mein Vater hatte einen Schlaganfall, als ich in der Akupunkturschule war. Es war verheerend. Man hat immer die Befürchtung, dass jemand nicht vollständig genesen wird.

Es gibt verschiedene Arten der Akupunktur, die Menschen dabei helfen können, die normalen Funktionen wiederherzustellen. Bei der traditionellen chinesischen Medizin werden die Körper-Meridiane genutzt, um den Blutfluss im betroffenen Gebiet wiederherzustellen. Darüber hinaus gibt es die Kopfhaut-Akupunktur, bei der Nadeln unter der Kopfhaut an bestimmten Punkten eingesetzt werden, um die Durchblutung anzuregen. Auf YouTube finden Sie auch Videos von Menschen, die sich nach einem Schlaganfall erholen, wenn sie Kopfhaut-Akupunktur erhalten. Es gibt einen Dokumentarfilm über einen Mann, der nach einem verheerenden Schlaganfall zur Behandlung nach China ging, es heißt *9.000 Needles*.

Das Hauptziel ist die Wiederherstellung der normalen Durchblutung in dem vom Schlaganfall betroffenen Körperbereich.

Als mein Vater seinen Schlaganfall hatte, war ich in der Akupunkturschule und hatte nur wenige Tage Zeit, ihn zu behandeln. Er hatte Angst, dass ich ihn umbringen oder er verbluten würde, da er Blutverdünner nahm. Ich war dankbar, dass er mit Blutverdünnern behandelt wurde, um einen weiteren Schlaganfall zu verhindern, aber er humpelte, und ich wusste, dass ich ihm helfen konnte.

Sein linker Arm war sehr schwach, sein linkes Bein war schwach und kalt. Ich wusste aus der Akupunkturschule, dass, wenn ein Teil des Körpers kalt ist, dieser erwärmt werden muss. In einer kalten Extremität fließt wenig Blut. Wärme verbessert die Durchblutung.

Er lebte auf der anderen Seite des Landes als ich, so dass ich, als ich ihn sah, nicht viele Werkzeuge zur Verfügung hatte. Alles, was ich hatte, waren ein paar Moxastäbchen und Nadeln. Er war nicht gerade der bereitwilligste Patient, da er zu dieser Zeit wirklich nicht an Akupunktur glaubte. 1997 glaubten die meisten Amerikaner wahrscheinlich nicht an Akupunktur, also war er in der Mehrheit.

Bei der Behandlung eines Schlaganfallpatienten kann man entweder die betroffene Seite oder die starke Seite behandeln. Ich habe beide Seiten behandelt. In der Theorie der chinesischen Medizin hat die starke Seite mehr Qi und Blut, und da der Körper ein bilaterales System ist, behandle ich, wenn ich Ihren rechten Arm behandle, auch Ihren linken Arm.

Ich musste ihn schnell so oft am Tag behandeln, wie er es mir erlaubte. Ich behandelte die stärksten Punkte auf dem Meridian des Dickdarms am Arm, also Dickdarm 4 und 11. Ich behandelte auch einige Male seine Hände an den Punkten zwischen den Fingern, Ba Xie genannt. Diese Punkte verbessern die Durchblutung der Hände und Finger.

An den Beinen behandelte ich Magen 36, 40 und Ba Feng, das sind die Punkte zwischen den Zehen.

An der Vorder- und Rückseite der Waden wandte ich Moxibustion an. Da die Muskeln kalt waren, war ich besorgt, dass die Akupunktur nicht so wirksam sein würde, wenn ich Moxa nicht zur Erwärmung der Muskeln einsetzte. Wo es kalt ist, gibt es wenig Durchblutung. Man braucht die Durchblutung, um zu heilen. Kälte lässt in der Theorie der chinesischen Medizin das Blut erstarren.

In echter Papa-Manier machte er ein Nickerchen, während ich ihn behandelte. Er lag auf der Seite, und ich benutzte den Moxa auf der Rückseite seiner kalten Wade. Solange sein Bein kalt war, habe ich ihm immer wieder die Moxa-Wärme verabreicht. Am Ende drückte ich seinen Wadenmuskel zusammen und wendete die Moxa über eine Stunde lang an. Ich weigerte mich, die Moxa-Behandlung abzubrechen, bis sich sein Bein erwärmt hatte.

Das war das Wichtigste, was ich für sein Bein tat. Nachdem das Bein aufgewärmt war, hatte er einen großen Wendepunkt in seiner Fähigkeit zu gehen.

Eine kurze Erklärung für Moxa ist, dass Moxa das Kraut von Beifuß oder *Artemesia annua* ist. Es wird in Zigarrenform gerollt und an einem Ende angezündet. Das angezündete Ende brennt wie eine Zigarre und dient als Wärmequelle. Es liefert nicht nur Wärme, sondern das Kraut regt auch die Durchblutung sehr stark an. Das gerollte Kraut wird über den zu behandelnden Bereich gerollt.

Zusätzlich zur Akupunktur und Moxa drückte er den ganzen Tag über einen Ball mit der betroffenen Hand. Dies ist etwas, das ihm das Krankenhaus zur Therapie gegeben hat. Er arbeitete sehr hart an seiner Physiotherapie, um sich von seinem Schlaganfall zu erholen. Wenn ich bei ihm hätte bleiben können, hätten seine Akupunkturbehandlungen seine Heilung beschleunigt.

Etwa neun Monate später besuchte ich ihn wieder. Er lief so schnell, dass ich kaum mit ihm Schritt halten konnte. Er hatte sich vollständig erholt.

Wäre er nach seinem Schlaganfall in meinem Büro gewesen, hätte ich eine TDP-Lampe als Wärmequelle benutzt. Mit der Lampe hätte ich sein Bein so lange erwärmt, wie es zur Wiederherstellung der Durchblutung dauerte. Bitte wenden Sie sich für jede Art von Moxa-Therapie an einen zugelassenen Akupunkteur. Akupunktur ist erstaunlich hilfreich bei der Genesung von Schlaganfällen.

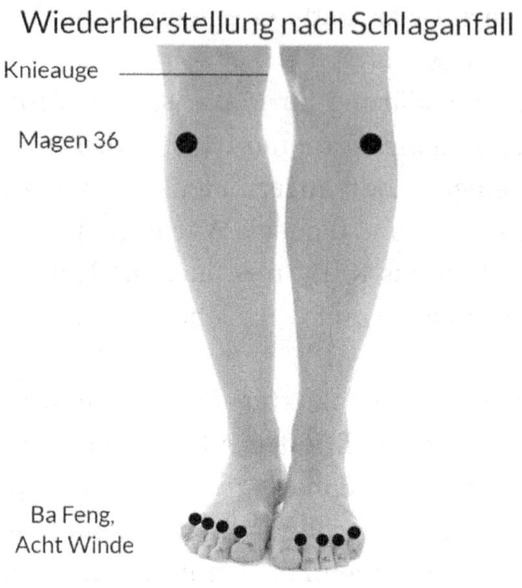
Wiederherstellung nach Schlaganfall
Knieauge
Magen 36
Ba Feng,
Acht Winde

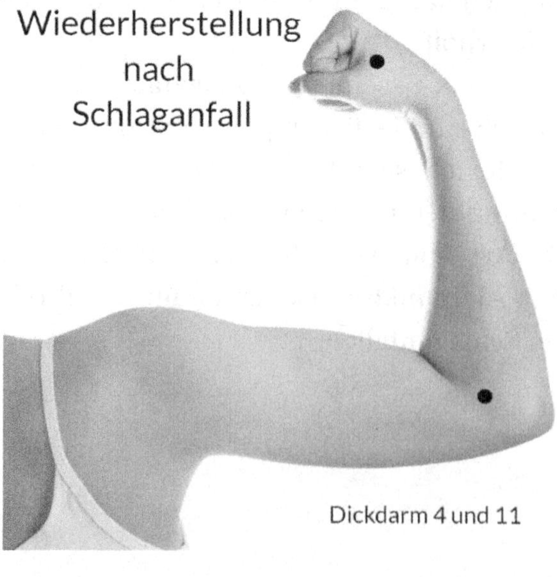
Wiederherstellung
nach
Schlaganfall
Dickdarm 4 und 11

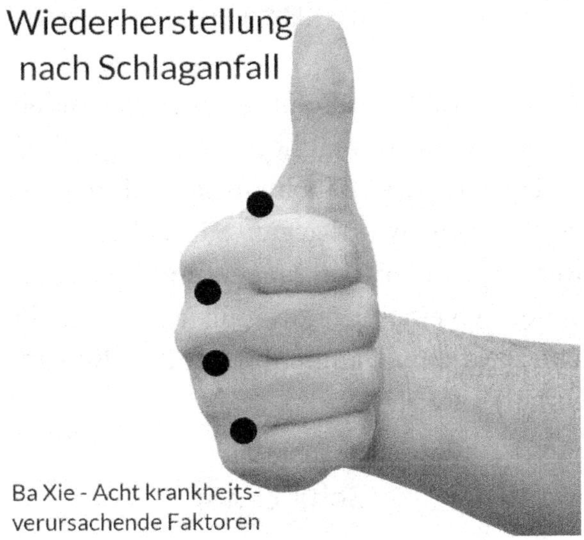
Wiederherstellung
nach Schlaganfall
Ba Xie - Acht krankheits-
verursachende Faktoren

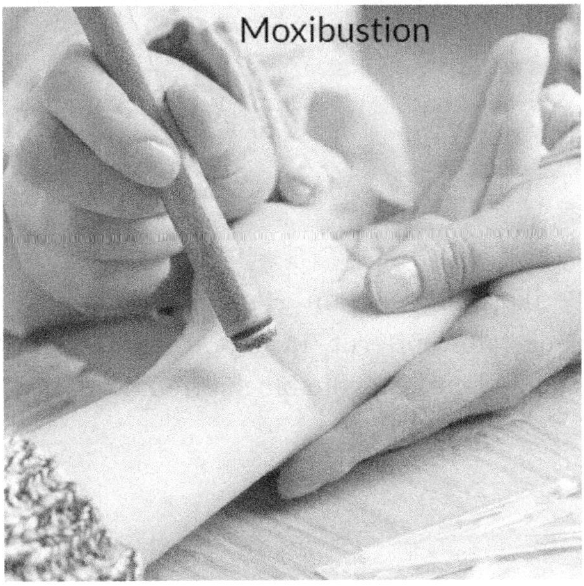
Moxibustion

Schluckauf

Der erste Punkt, um Schluckauf zu behandeln, ist Ren 12, weil es die Speiseröhre reguliert. Ren 12 befindet sich eine Handbreit oberhalb des Bauchnabels, auf der Mittellinie. Es reguliert den Magen, wirkt gegen Säure-Reflux und behandelt Gastritis. Ren 13 reguliert den Magen und Ren 14 das Zwerchfell. Ren 12 befindet sich eine Handbreit über dem Bauchnabel. Ren 13 liegt eine cun bzw. eine Daumenbreite über Ren 12, und Ren 14 liegt eine cun über Ren 13.

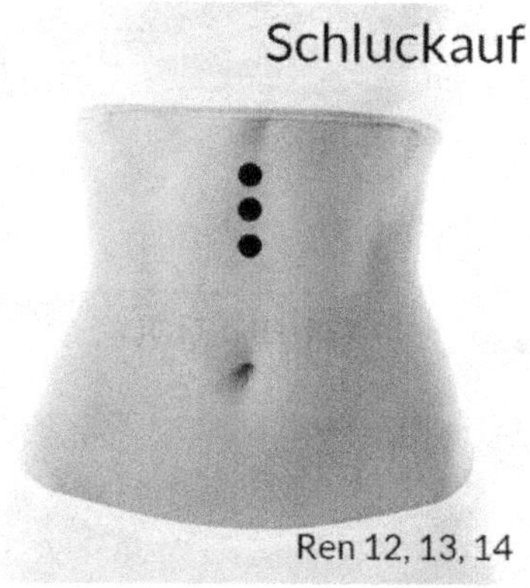

Perikard 6 liegt am Handgelenk, zwei Finger von der Handgelenksfalte entfernt, in der Mitte. Dieser Punkt reguliert den Magen und entlastet die blockierte Zirkulation im Brustkorb.

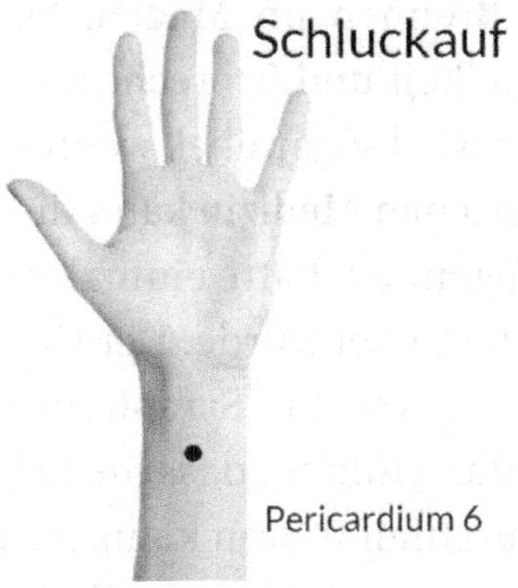

Leber 3 wird zur Regulierung der Leber und zur Behandlung von Stress eingesetzt. Manchmal kann Stress Schluckauf verursachen. Dabei dringt es in den Magen ein. Ich weiß, dass das verrückt klingt, aber energetisch gesehen kann es in der Theorie der chinesischen Medizin den Magen beeinflussen, wenn die Leberenergie nicht richtig zirkuliert.

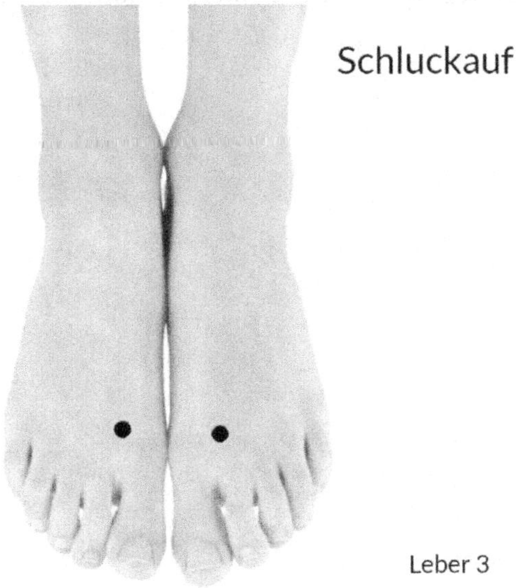

Die Symptome, die Ihnen helfen würden, festzustellen, ob die Leber die Ursache für den Schluckauf ist, sind Reflux,

Reizbarkeit, Aufstoßen, Brennen im Magen, leichte Schmerzen oberhalb des Magens, Übelkeit und Erbrechen.

Einigen Menschen wird sogar übel, wenn sie gestresst sind. In der Theorie der chinesischen Medizin kann die Leberenergie in die Magenenergie eindringen. Ich hatte einmal eine Patientin, der jeden Morgen vor der Arbeit übel wurde. Der Gedanke daran, zur Arbeit zu gehen, stresste sie, was ihre Symptome verursachte.

Stress kann auch dazu führen, dass die Leberenergie in die Milz eindringt, was zu Durchfall führen kann. Achten Sie auf Ihre Symptome und notieren Sie, wenn die Symptome zu einer bestimmten Tageszeit beginnen, z.B. bei der Vorbereitung auf einen stressigen Job oder beim Umgang mit jemandem, der Sie frustriert. Leber 3 wird helfen, dies zu lindern.

Hinweise zur Behandlung

Schluckauf kann mit der altbewährten Methode, ein Glas Wasser zu trinken, behandelt werden. Dies hilft, die ermutigt die Muskeln in der Speiseröhre, sich selbst zu regulieren.

Schmerzen im Arm

Akupunktur-Punkte können zur Schmerzlinderung, aber auch zur Verbesserung der Heilung von Knochenbrüchen eingesetzt werden. Behandeln Sie die Punkte auf der gegenüberliegenden Seite des gebrochenen Knochens.

Der Körper ist bilateral, was bedeutet, dass Sie beide Seiten behandeln können. Wenn Sie einen Knochenbruch haben, behandeln Sie die Punkte auf der gegenüberliegenden Seite mehrmals am Tag, um die Durchblutung zu verbessern und die Heilung zu beschleunigen.

Bei der Schmerzbehandlung ist es die erste Wahl, die stärksten Punkte zu behandeln. Am Arm sind Dickdarm 4, 11 und 15 die stärksten für den Arm. Durch die Stimulation dieser Punkte wird die gesunde Durchblutung des Arms wiederhergestellt. Sie werden oft zur Behandlung von Problemen am Arm, wie z.B. Ellenbogen- und Handschmerzen, eingesetzt.

Diese Punkte können auch zur Erholung nach einem Schlaganfall eingesetzt werden. Weitere Informationen finden Sie im Abschnitt zum Schlaganfall.

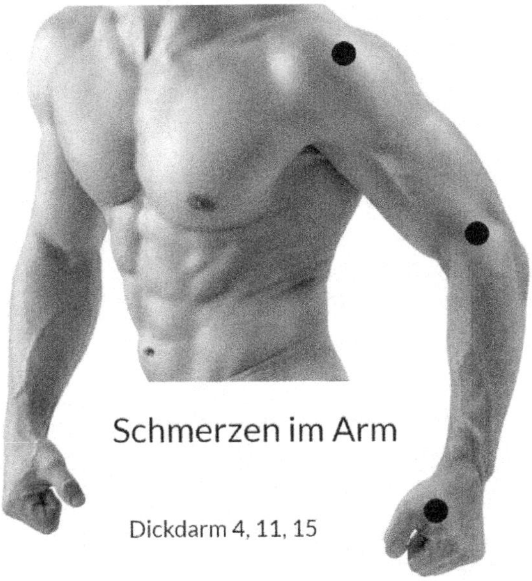

Manchmal können Armschmerzen ihren Ursprung in der Wirbelsäule haben. Wenn die Muskeln im Nacken und oberen Rücken angespannt sind, stört dies den Blutfluss zum Arm. Fühlen Sie nach schmerzhaften Stellen an den Schultern und behandeln Sie diese mit einer Massage.

Schmerzen im Ellbogen

Um Schmerzen im Ellenbogen zu lindern, ist der Meridian des Dickdarms die erste Wahl. Das ist der Meridian auf dem Arm, der am stärksten ist, um jede Art von Schmerzen im Arm zu behandeln.

Dickdarm 4 und 11 werden als stärkste Punkte verwendet, um den Meridian zu aktivieren und Schmerzen zu lindern.

Quyangwei ist ein zusätzlicher Punkt, auf den Giovanni Maciocia in seinen Büchern Bezug nahm. Es befindet sich neben dem Gelenkhöcker (Epikondylus) neben Dickdarm 11.

Schmerzen im Ellbogen

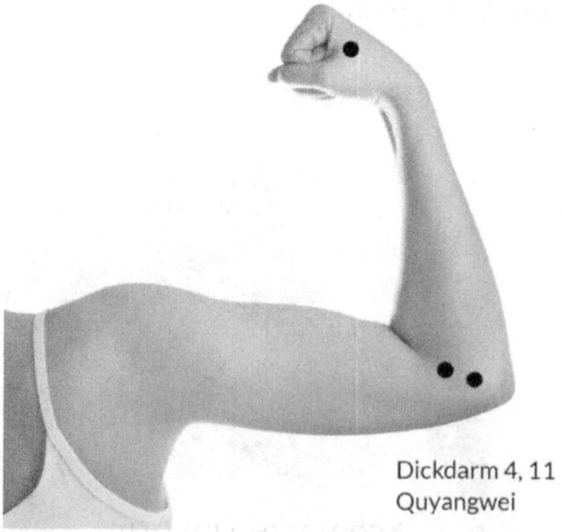

Hinweise zur Behandlung

Schmerzen im Ellenbogen werden häufig durch eine Sehnenentzündung („Tendinitis“) verursacht. Ich mag gerne FYI Restore Enzyme von Garden of Life oder Bromelain. Es löst die Entzündung schnell auf. Die Enzyme können bei Bedarf auf nüchternen Magen eingenommen werden.

Schmerzen im Fuß

Schmerzen im Fuß können durch eine Verletzung verursacht werden. Es kann auch durch überschüssige Flüssigkeit verursacht werden, die sich in den Beinen und Füßen ansammelt. Dies übt Druck auf die Nerven in den Füßen aus.

Ein Satz von Akupunktur-Punkten, die Acht Winde oder Ba Feng genannt werden, ist sehr hilfreich, um Fuß- und Zehenschmerzen zu lindern. Dies sind die Punkte, die ich zur Behandlung der diabetischen Neuropathie verwende. Sie regen die gesunde Durchblutung der Füße stark an. Sie können bei jeder Art von Fußschmerzen eingesetzt werden. Wenn Ihre Füße stark geschwollen sind, müssen Sie überschüssige Flüssigkeit reduzieren, bevor diese ebenfalls wirken.

Schwellungen oder Ödeme

Wenn Sie ein oder zwei Minuten lang fest auf Ihren Fuß drücken und beim Entfernen des Fingers eine Vertiefung zurückbleibt, haben Sie ein Ödem oder eine Schwellung. Bei dieser Art von Fußschmerzen muss der Körper dazu angeregt werden, Flüssigkeit aus dem Fuß zu entfernen. Ein Ödem ist eine Gewebeschwellung, die dadurch entsteht, dass Ihr Körper überschüssige Flüssigkeit zurückhält. Wenn Sie dieses Problem haben, schlage ich vor, dass Sie sich mit Akupunktur behandeln lassen und Kräuter besorgen, da dies ein ernsthaftes Problem sein kann. Ich werde die Punkte für Ödeme einbeziehen.

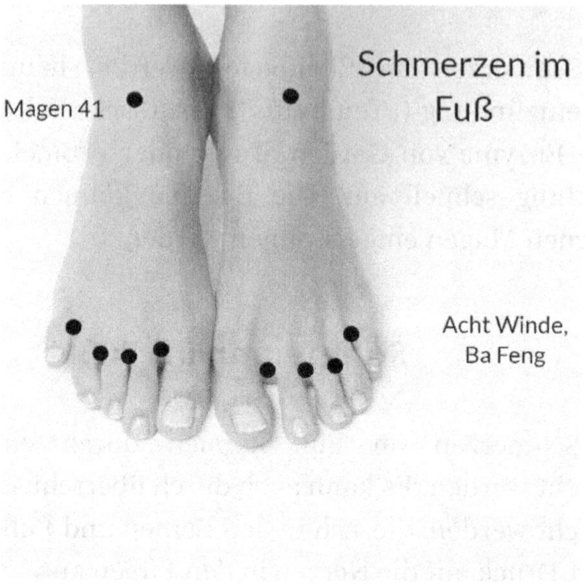

Ein weiterer Punkt, der Schmerzen im Fuß behandelt, ist Magen 41. Dieser befindet sich auf Höhe des Knöchels, in der Vertiefung zwischen den Sehnen am Übergang zum Fußrücken. Dieser Punkt ist erstaunlich. Es behandelt Knöchelschmerzen, Fallfuß, Unterschenkelschmerzen und -steifheit.

Zur Linderung von Fußschwellungen ist die Milz 9 die beste Wahl. Dieser Punkt wird verwendet, um überschüssige Flüssigkeit im Körper abzubauen. Bitte lesen Sie den Abschnitt über Wassereinlagerungen für weitere Punkte, um dies zu behandeln.

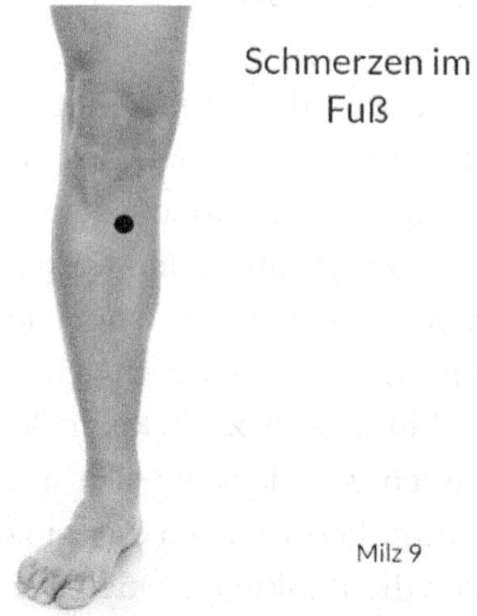

Schmerzen im Knie

Wie bei allen Schmerzarten werden Schmerzen im Knie durch eine Blockade des gesunden Blutflusses verursacht. Um die gesunde Durchblutung wiederherzustellen, behandeln Sie Punkte am Körper, die die Durchblutung in den Meridianen, die den schmerzenden Bereich behandeln, wiederherstellen.

Wenn Sie kürzlich am Knie operiert wurden, behandle ich das operierte Knie in der Regel erst dann, wenn die Schwellung zurückgegangen ist. Die Behandlung des gegenüberliegenden Knies ist sehr effektiv, und verschlimmert die Schwellung nicht.

Milz 9 und 10 liegen beide am Knie, sie öffnen den Milz-Meridian im Knie. Milz 9 befindet sich auf der Beininnenseite, direkt unterhalb des Knies. Milz 10 befindet sich etwa 2 Zentimeter oberhalb des Knies. Da zur Lokalisierung dieser Punkte Knochen verwendet werden, werde ich zusätzlich zu den für dieses Buch angefertigten Körperbildern Bilder aus meinem Buch *Handbuch der Akupunktur-Punkte* einfügen.

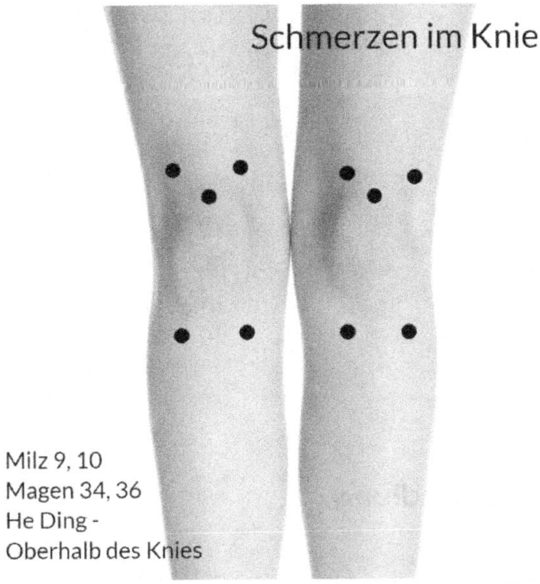

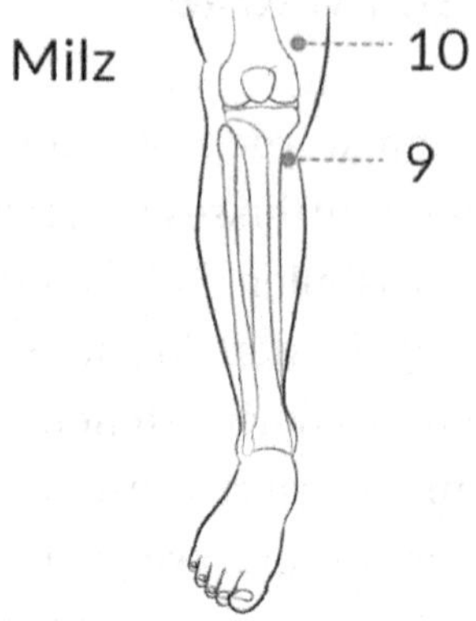

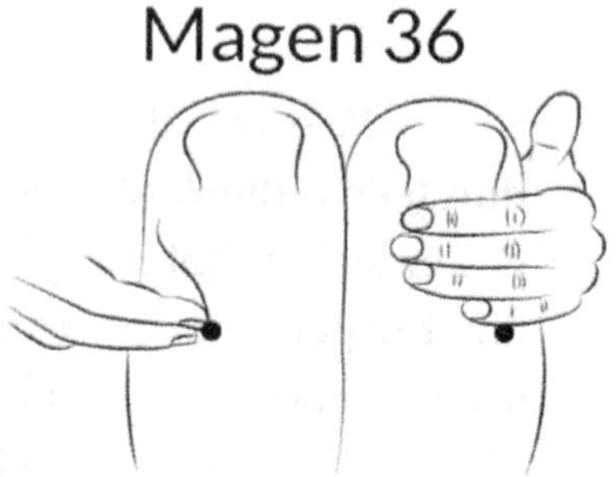

Zwei Möglichkeiten zur Lokalisierung

Magen 34 befindet sich knapp oberhalb des äußeren Knies und Magen 36 knapp unterhalb des Knies.

He Ding ist ein Extrapunkt, der nicht auf einem Meridian liegt, es wird zur Behandlung von Knieschmerzen verwendet. Es befindet sich oberhalb der Kniescheibe.

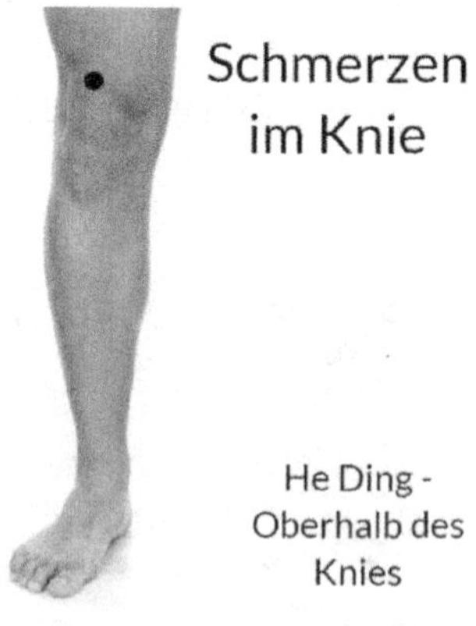

Hinweise zur Behandlung

Mit zunehmendem Alter nutzen sich unsere Gelenke ab. Gelenkergänzungsmittel, die Glucosaminsulfat, Chondroitinsulfat und MSM enthalten, können bei der Wiederherstellung von

Gelenkgewebe helfen. Ich hatte jahrelang Glucosaminsulfat empfohlen, fand aber, dass ein Produkt, das MSM enthielt, viel wirksamer war. MSM ist eine Form von Schwefel. Unser Körper braucht Schwefel, um die Gelenke zu reparieren. Jarrow stellt ein ausgezeichnetes Produkt her, das all diese Inhaltsstoffe in einer Pille enthält. Die Dosierung beträgt 4 Pillen.

Ich habe festgestellt, dass die Einnahme einer höheren Dosierung über einige Tage manchmal die Schmerzlinderung beschleunigen kann. Dieses Produkt repariert alle Gelenke in Ihrem Körper. Wenn Sie also andere Gelenkprobleme haben, wird es auch zur Reparatur dieser verwendet. Bandscheibenvorfälle oder beschädigte Bandscheiben im Rücken können ebenfalls repariert werden. Kollagen Typ zwei ist ebenfalls hilfreich bei der Heilung von Gelenken.

Schmerzen am Knöchel

Wenn Akupunkteure Schmerzen behandeln, müssen wir zunächst feststellen, welcher Bereich oder Meridian betroffen ist. Wenn der Schmerz an der Vorderseite des Knöchels auftritt, ist Magen 41 ein guter Ausgangspunkt. Oben im Knöchel befindet sich eine kleine Vertiefung, in der sich der Punkt befindet.

Mit Magen 41 können auch Fallfuß, Fuß- und Unterschenkelschmerzen, Atrophie und Steifheit behandelt werden.

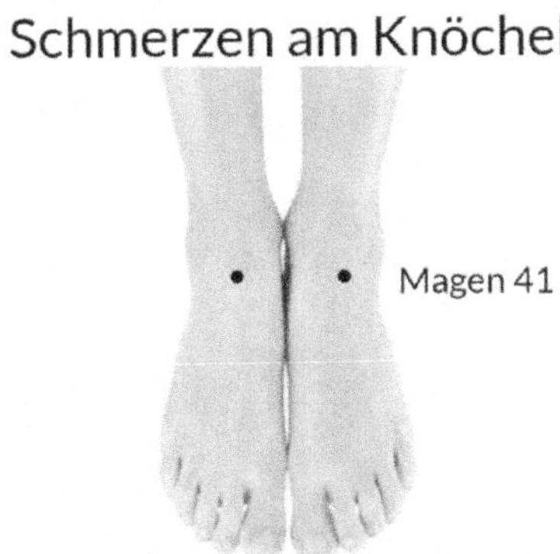

Milz 5 befindet sich an der Innenseite beim Knöchel, unterhalb des Knöchels auf der Beininnenseite. An diesem Punkt werden Knöchel- und Fußschmerzen behandelt. Es ist eine gute Wahl zur Behandlung von Schmerzen an der Innenseite des Knöchels. Da die Milz 6 ein Hauptpunkt für überschüssige Flüssigkeit und der Hauptpunkt auf dem Meridian ist, können Sie auch das Problem behandeln.

Schmerzen am Knöchel

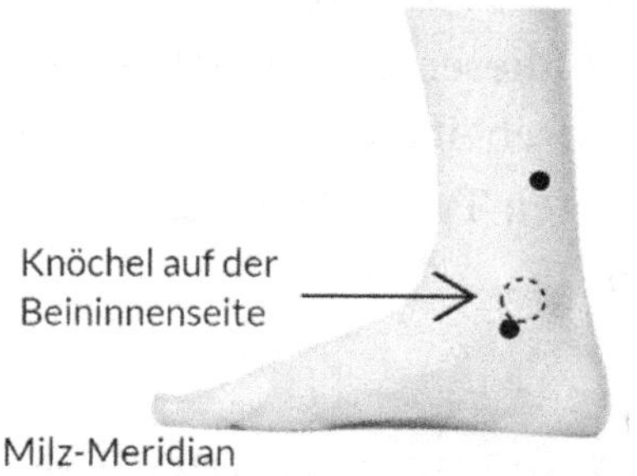

Die Gallenblase 40 befindet sich vor und unterhalb des Knöchels auf der Beinaußenseite. Es behandelt Knöchelschmerzen, Fallfuß, Rippenschmerzen, Handgelenkschmerzen und Schmerzen im unteren Rückenbereich. Es behandelt auch Schmerzen am äusseren Knöchel.

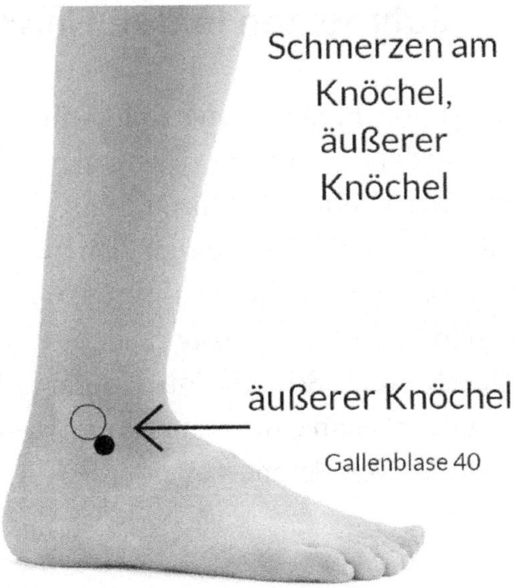

Hinweise zur Behandlung

Ein Mini-Massagegerät würde am besten helfen. Wenn die Knöchel geschwollen sind, können Sie die Nieren und die Milz behandeln, was Ihrem Körper hilft, überschüssige Flüssigkeit auszuscheiden. Weitere Informationen finden Sie im Kapitel über Wassereinlagerungen.

Schmerzen in den Fingern

Jede Art von Fingerschmerzen kann mit Ba Xie-Punkten gelindert werden. Die Übersetzung lautet Acht krankheitsverursachende Faktoren. Es wird „Bah Shay“ ausgesprochen. Die Punkte befinden sich zwischen den Fingern. Die Akupressur ist leichter durchzuführen, wenn Sie mit der Hand eine Faust bilden, dies vergrößert den Raum zwischen den Fingern. Durch die Stimulation dieser Punkte wird die Durchblutung des ganzen Arms gesteigert. Diese Punkte behandeln jede Art von Schmerzen oder Steifheit der Hand.

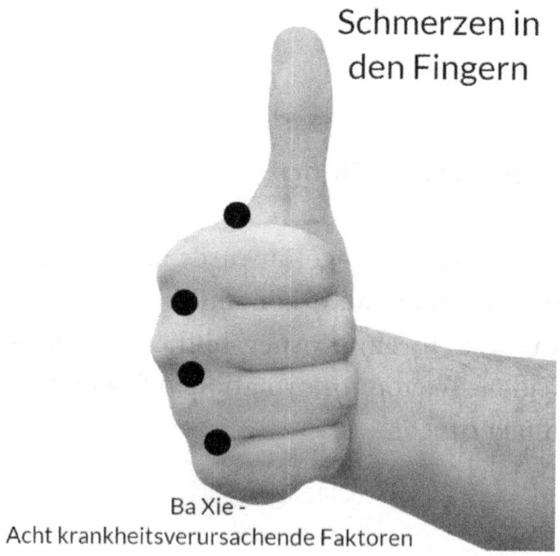

Wenn Sie Daumenschmerzen haben, kann Dickdarm 4 zusätzlich zu den Acht krankheitsverursachende Faktoren verwendet werden.

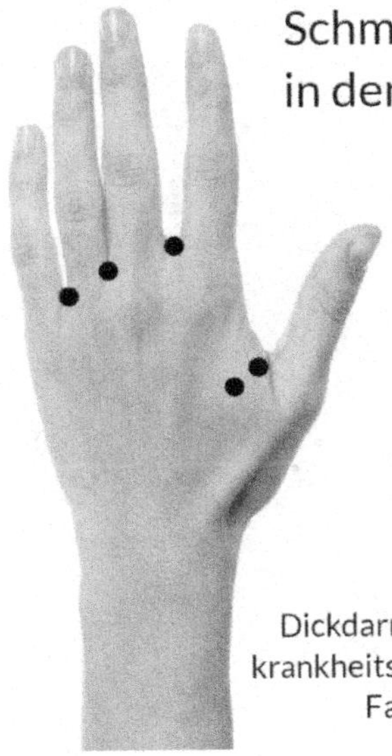

Schmerzen in den Zehen

Die Punkte zwischen den Zehen sind großartig für jede Art von Schmerzen in den Zehen. Diese Punkte werden auch bei der diabetischen Neuropathie verwendet, da sie die Durchblutung in den Zehen und Füßen stark verbessern. Wenn Ihr großer Zeh schmerzt, kann Milz 3 helfen. Es befindet sich am Ballen des großen Zehs.

Schmerzen in den Zehen

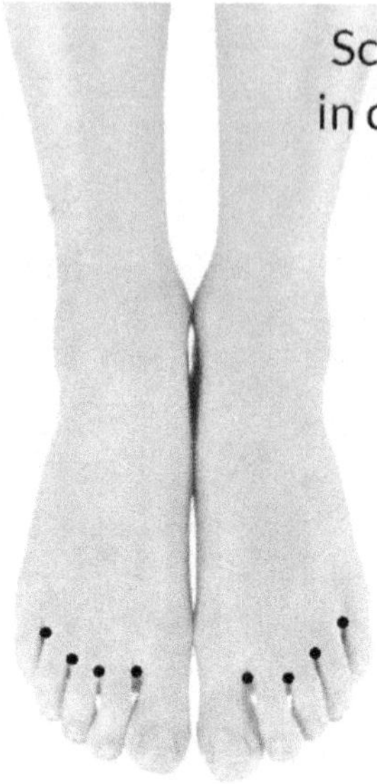

Ba Feng,
Acht Winde

Schmerzen in den Zehen

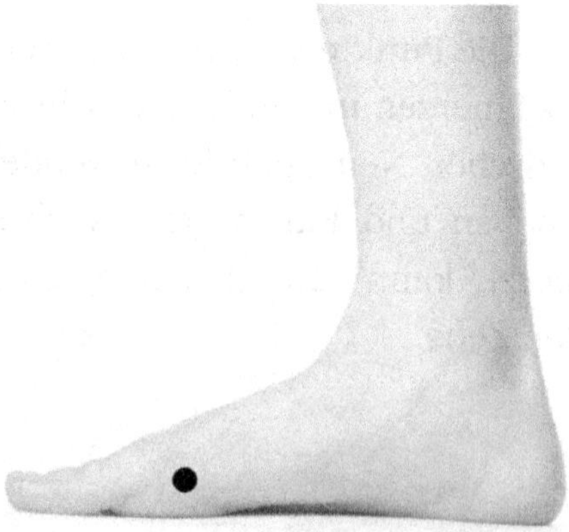

Milz 3

Schmerzen in der Hand

Schmerzen in der Hand können durch eine Verletzung der Hand verursacht werden, wie z.B. eine wiederholte Stressverletzung durch das ganztägige Tippen oder das Einklemmen des Fingers in einer Tür. Jeder Finger- oder Handschmerz kann mit Hilfe dieser Punkte behandelt werden. Sie stellen die gesunde Durchblutung der Hände wieder her, was die Schmerzen lindert. Diese Punkte befinden sich in den Bahnen zwischen den Fingern. Sie sind leichter zugänglich, wenn Sie eine Faust machen.

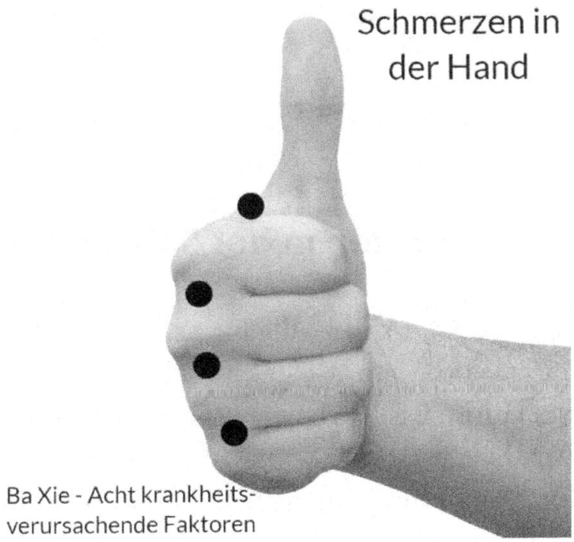

Dickdarm 4 kann mit Dickdarm 11 kombiniert werden, um den stärksten Meridian auf dem Arm, den Dickdarm-Meridian, zu aktivieren. Diese Punkte werden oft zusammen zur Behandlung von Schmerzen in den Armen verwendet.

Schmerzen in der Hand

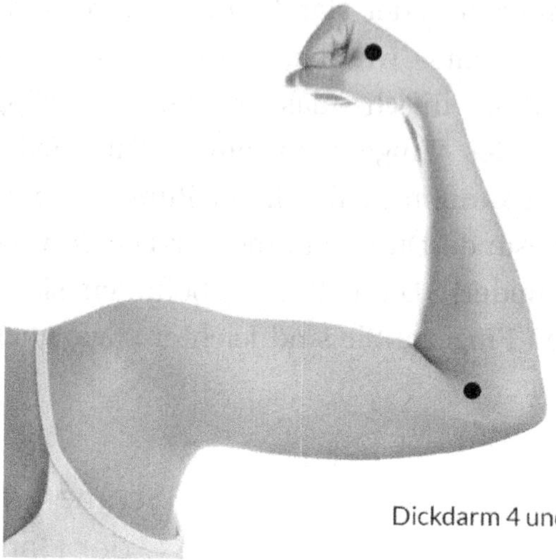

Dickdarm 4 und 11

Schmerzen in der Schulter

Die Schulter ist sehr anfällig für chronische Schmerzen. Es gibt viel Bindegewebe im Gelenk, und wenn dieses einmal entzündet ist, kann sich Narbengewebe bilden, das chronische Schmerzen verursacht.

Es gibt Punkte rund um die Schulter, die die Durchblutung in der Schulter anregen und das Narbengewebe abbauen. Um Akupressur an diesen Punkten durchzuführen, wäre meiner Meinung nach das Mini-Massagegerät eine gute Option. Behandeln Sie rund um die Vorderseite und die Rückseite des Schultergelenks.

Auch Dehnungen sind hilfreich. Wenn Akupunktur durchgeführt wird, bauen die Nadeln das Narbengewebe ab. Es kann bei der Akupressur schwierig sein, tief genug in das Gelenk einzudringen, um an das Narbengewebe zu gelangen. Dehnen hilft, den Blutfluss im Gelenk wiederherzustellen.

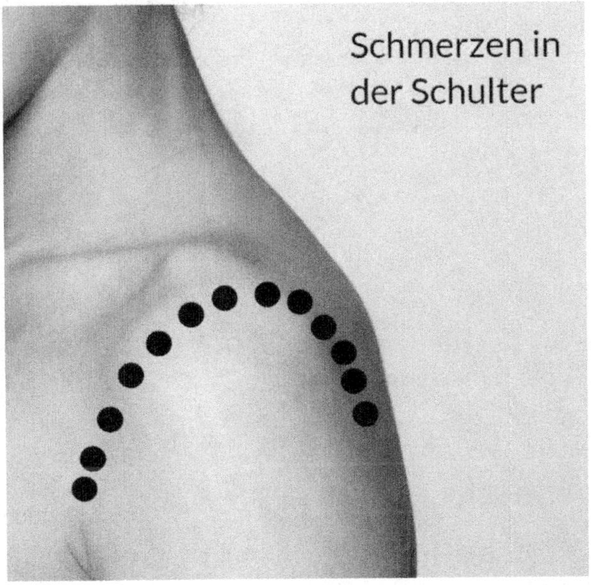

Es gibt drei Punkte an der Hand, die Schulterschmerzen behandeln. Zwei davon sind Tung-Akupunktur-Punkte. Dickdarm 3, Ling Gu und Fan Hou Jue. Dies ist eine besondere Art der Akupunktur, die in der Familie Tung 2.000 Jahre lang geheim gehalten wurde. Ich würde diese Punkte mit einem Mini-Massagegerät behandeln. Die Behandlung würde ich auf der entgegengesetzten Seite des Schmerzes durchführen. Wenn also Ihre rechte Schulter schmerzt, behandeln Sie die Punkte auf der linken Hand.

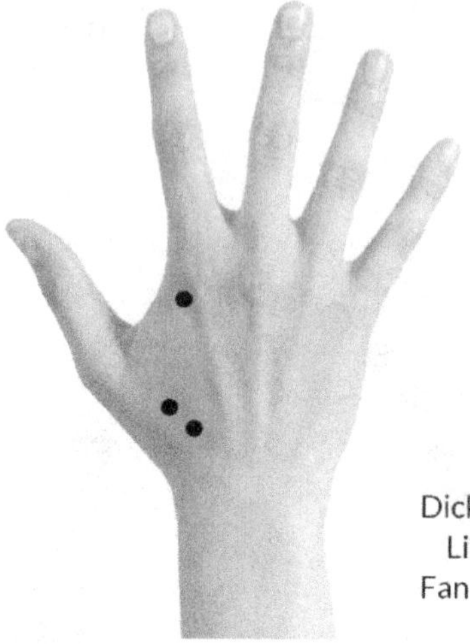

Hinweise zur Behandlung

Dehnübungen sind bei Schulterschmerzen sehr hilfreich. Bei der Akupunktur dringt die Nadel in das Gelenk ein und löst Narbengewebe auf, das chronische Schmerzen und Engegefühl verursachen kann. Das Dehnen kann ebenfalls dazu beitragen, verspannte Muskeln zu entspannen.

Sie können einfach im Bett liegen und den Arm hinter sich legen. Sie werden die Dehnung in den Schultermuskeln spüren. Es gibt keinen Grund, mit Ihren Dehnübungen aggressiv zu sein.

Der Grund dafür, dass die Schulter so stark gedehnt werden muss, liegt in der Art und Weise, wie sie funktioniert. Die Schulter ist sehr haltungsempfindlich. Es ist leicht, gekrümmt den ganzen Tag am Schreibtisch zu arbeiten. Dies kann zu Schulterverspannungen führen.

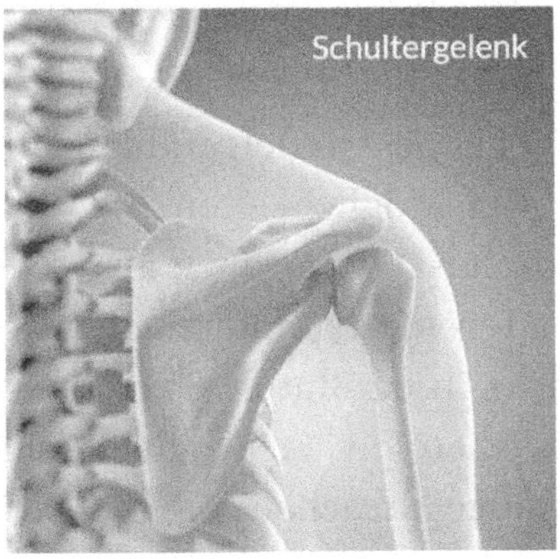

Schmerzen in der Schulter

Schulter-Dehnübungen

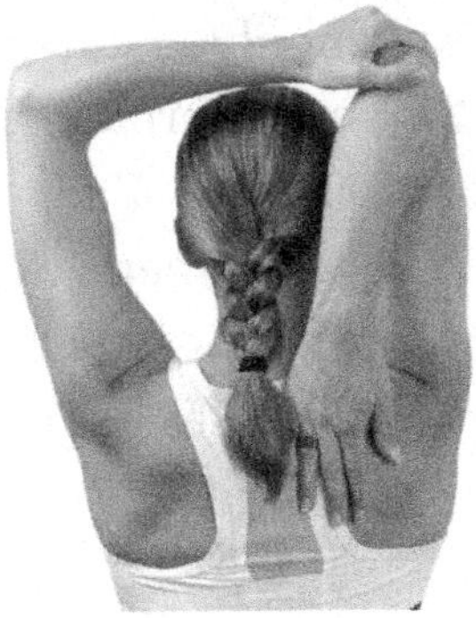

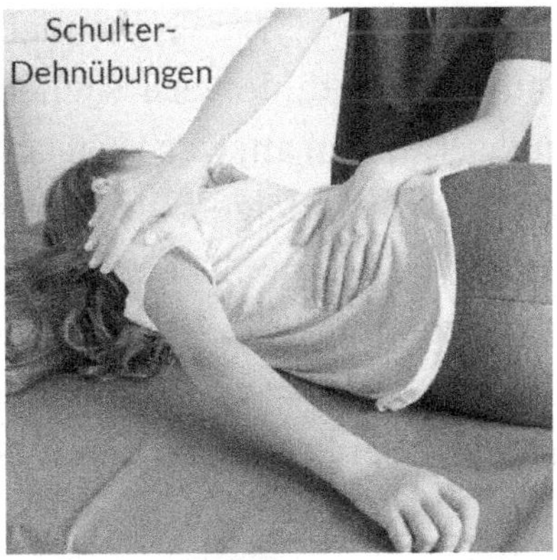

Schulter-
Dehnübungen

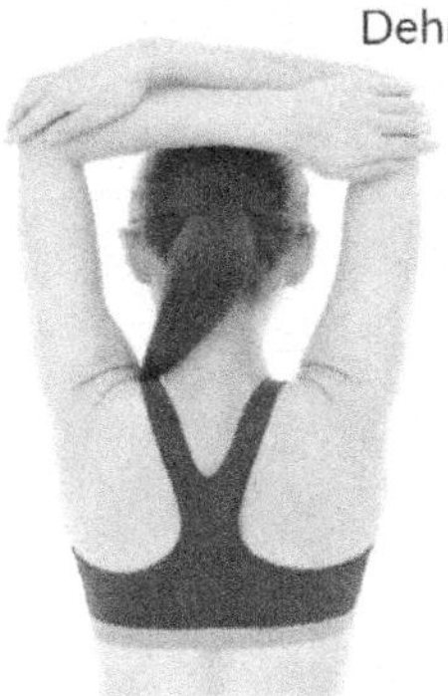

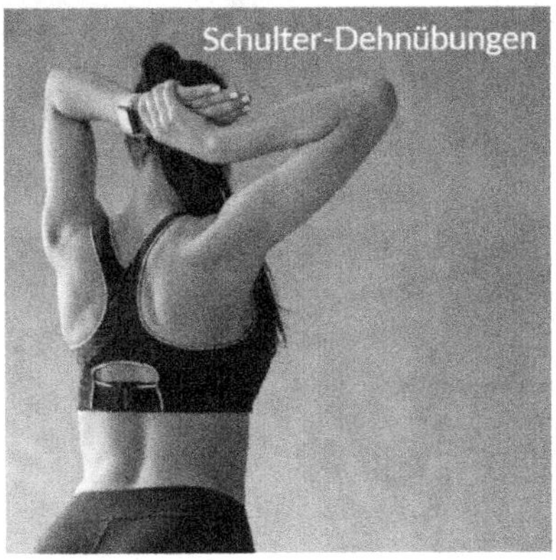

Schwindelgefühl

Ich habe gezögert, ein Kapitel über Schwindelgefühle zu schreiben, weil so viele Dinge Schwindelgefühle verursachen können. Es gibt Dutzende von Möglichkeiten. Es kann durch Bluthochdruck verursacht werden. Wenn Ihnen also schwindelig ist, sollten Sie sich immer von Ihrem Arzt untersuchen lassen, und überprüfen Sie bitte regelmäßig Ihren Blutdruck.

Obwohl es viele Ursachen für Schwindelgefühle geben kann, gibt es auch einige häufige Ursachen, die Sie leicht selbst behandeln können.

Eine Nasennebenhöhlenentzündung kann Schwindelgefühle verursachen. Die Nebenhöhlen entzünden sich und schwellen an, was Druck auf die Nerven in Ihrem Ohr ausüben und Schwindelgefühle verursachen kann. Zur schnellen Linderung von Nebenhöhlenschmerzen können Sie Punkte behandeln, die die Nebenhöhlen öffnen. Sie werden nicht wissen, welcher Teil Ihrer Nebenhöhlen entzündet ist, so dass es einfacher ist, alle drei Punkte zu behandeln.

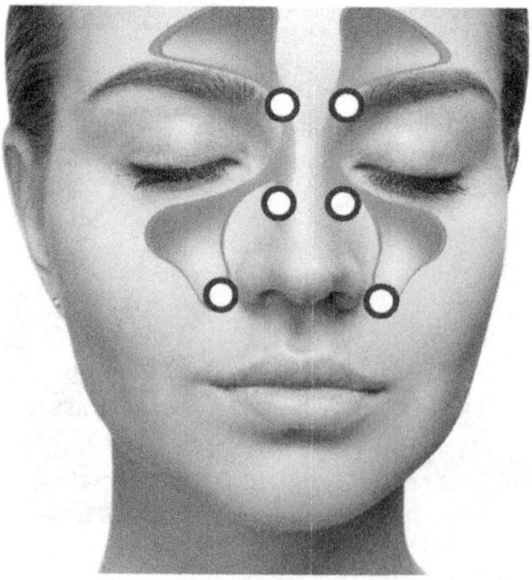

Schwindelgefühl

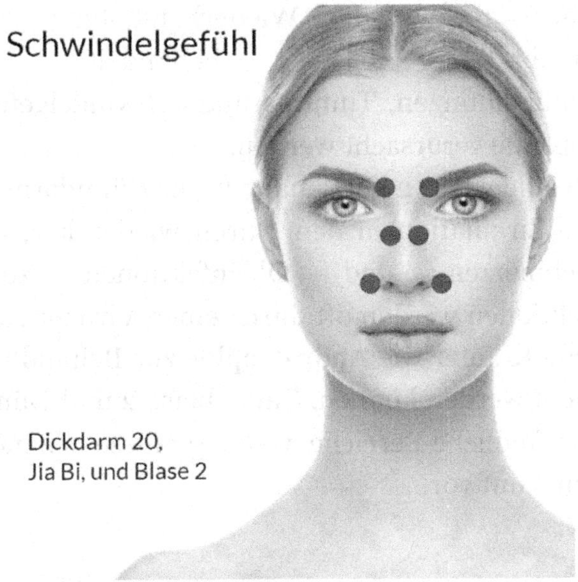

Wenn Schwindelgefühle durch einen unruhigen Magen verursacht wird, ist Pericardium 6 ein guter Punkt. Es reguliert Herz und Magen, um Verdauungs- und andere Brustprobleme zu lindern. Es befindet sich auf der flachen Hand, 2 cun von der Handgelenksfalte entfernt.

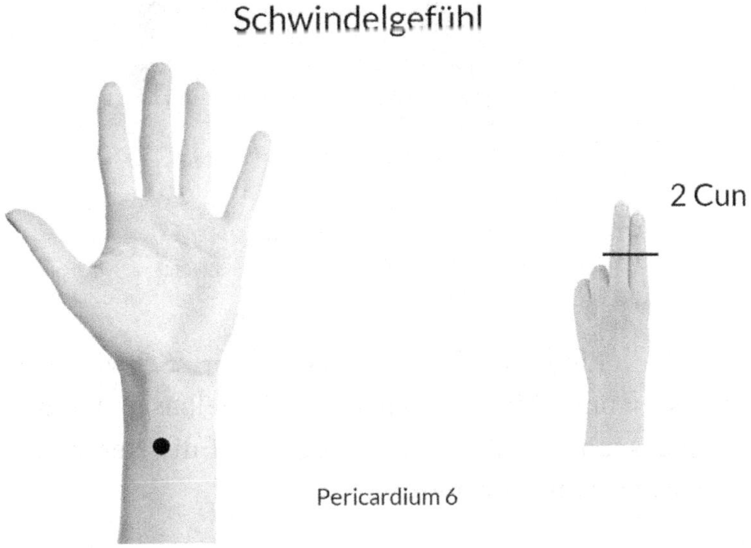

Wenn Ohrprobleme Schwindelgefühle verursachen, hilft Dünndarm 19 bei der Wiederherstellung einer gesunden Ohrdurchblutung. Es behandelt Ohrenausfluss, Ohrenentzündungen, Tinnitus und Schwindelgefühle, die durch Ohrprobleme verursacht werden.

Gallenblase 2 liegt knapp unter Dünndarm 19. Es stellt die gesunde Zirkulation in den Ohren wieder her, um Hörverlust, Kieferschmerzen und Ohrinfektionen zu behandeln. Ohrinfektionen werden oft durch einen Virus verursacht, so dass antivirale Kräuter wie Andrographis zur Behandlung des Viruses verwendet werden können. Gallenblase 2 und Dünndarm 19 sind sehr empfindliche Bereiche, wenn Sie diese behandeln, gehen Sie also sehr sanft vor.

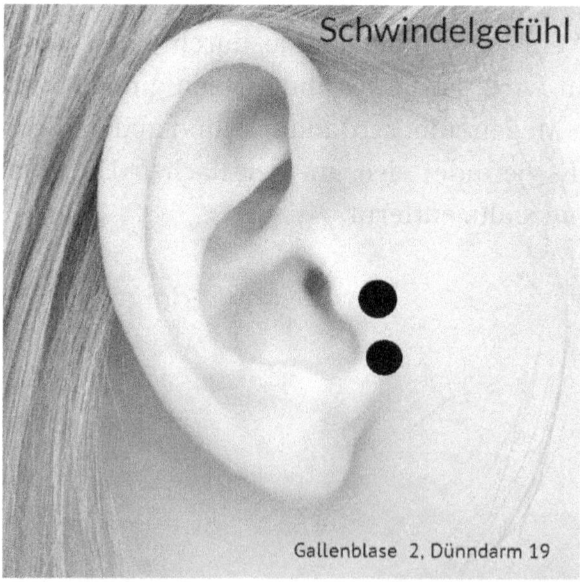

Eine häufige Ursache von Schwindelgefühlen sind verspannte Muskeln an der Schädelbasis. Wenn die Muskeln angespannt sind, üben sie Druck auf die Nerven und Blutgefäße aus, die zum Ohr führen.

Einer meiner Patienten benutzte einen Inversionstisch. Diese Tische werden zur Behandlung von Rückenschmerzen vermarktet. Eines Tages wurde ihm sehr schwindlig und er hatte Schwindelgefühle. Der Raum drehte sich um ihn, und er übergab sich aufgrund der Übelkeit.

Ihm war zuvor nicht schwindelig gewesen, aber als er fast kopfüber auf dem Tisch hing, übte dies zusätzlichen Druck auf die Wirbel in seinem Nacken aus. Ich glaube, er hatte bereits vorher ein Problem in diesem Bereich, und wenn er zu viel Druck darauf ausübte, verursachte dies eine Kompression des Gewebes in diesem Bereich, wodurch der Wirbel leicht von der Stelle versetzt war, wo es sein sollte. Er sagte auch, dass er ein Geräusch hörte, als er den Kopf zur Seite drehte. Ich glaube, dass die Bandscheiben in seinem Nacken abgenutzt sind und dass dies die Ursache für das Geräusch war.

Die Abbildung unten zeigt den Punkt Gallenblase 20, und die Kreise stellen den zu behandelnden Bereich dar. Hier setzen die Nackenmuskeln am Kopf an. Seien Sie in diesem Bereich sehr sanft!

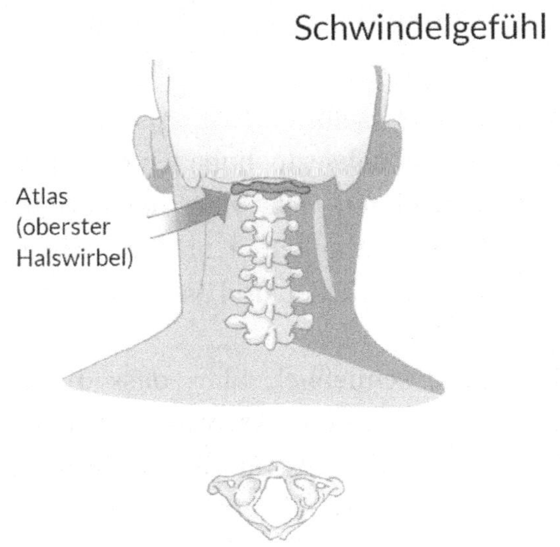

Die Knochen in Ihrem Körper passen zusammen wie die Teile eines Puzzles. Wenn Sie plötzliche Bewegungen machen, können Sie eine leichte Fehlstellung der Knochen und Gelenke verursachen sowie die Nerven reizen, wenn sich die Muskeln anspannen.

Ich habe die Punkte an der Schädelbasis und am oberen Hals behandelt. Nach einer Behandlung verschwand sein Schwindelgefühl.

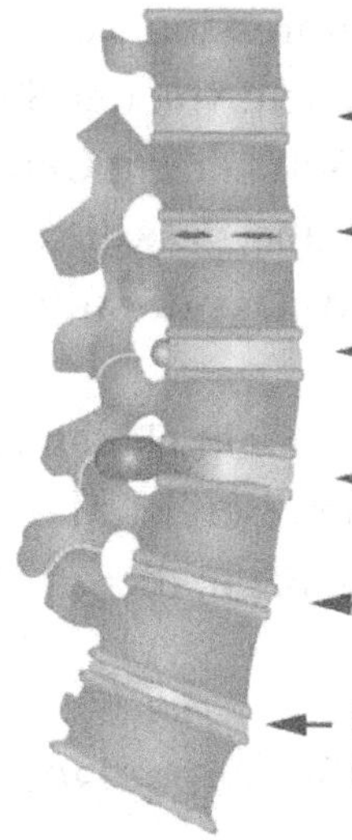

Ich hatte dies selbst erlebt. Als ich zum ersten Mal die Akupunkturschule absolvierte, habe ich bei einem Chiropraktiker Zimmer untervermietet. Ich war neugierig, herauszufinden, welche Art von Behandlungen er machte, also ließ ich ihn einen Aktivator auf meinem Rücken und Nacken anwenden. Danach war mir drei Wochen lang schwindelig.

Mir wurde schließlich klar, dass dies nicht von selbst verschwand, und dies vom Aktivator verursacht worden sein musste. Er war sehr aggressiv mit diesem Gerät, und ich denke, es ist ein bisschen verrückt, Leute hart an die Schädelbasis zu schlagen. Die Knochen, Nerven, Blutgefäße und das Gelenkgewebe in diesem Bereich sind sehr empfindlich.

Ich nahm die Sache selbst in die Hand und führte Nadeln an der Schädelbasis, am Haaransatz am Hinterkopf, ein. Danach ging der Schwindel weg.

Mein Cousin rief mich einmal an, um mir zu sagen, dass seiner Frau schwindelig war. Sie war auf einer Achterbahn gewesen und ihr war seitdem schwindelig. Ich vermutete, dass ihr Hals im Bereich des Atlas leicht verschoben war. Sie könnte es mit einer sanften Massage in diesem Bereich versuchen, um die Muskeln zu entspannen und den Wirbel wieder in die richtige Position zu bringen. Es funktionierte bei ihr.

Drücken Sie sanft auf die empfindlichen Stellen an der Basis des Kopfes. Wenn Sie einen Schmerz verspüren, wissen Sie, dass es wahrscheinlich entzündet ist und Aufmerksamkeit benötigt. Ich würde in diesem gesamten Bereich sanft drücken. Bedenken Sie 5-10 Minuten pro Stelle.

Gallensteine können auch Schwindel und Übelkeit verursachen. Weitere Informationen finden Sie in dem entsprechenden Kapitel.

Stress und Reizbarkeit

In der Theorie der chinesischen Medizin werden Stress und Reizbarkeit mit der Leber in Verbindung gebracht. Wenn Sie übermäßigen Stress erleben, wirkt sich das auf die Leber aus. Die Leberenergie bleibt stecken, und das führt dazu, dass sich Ihr Stress verschlimmert. Diese steckengebliebene Leberenergie kann bereits in der Kindheit beginnen. Ständige Kritik der Eltern oder andere stressige Umstände können zu Muskelverspannungen und Migränekopfschmerzen führen. Die meisten meiner Migränepatienten hatten ihre erste Migräne im Kindesalter.

Stress baut sich mit der Zeit auf. Die Leber ist betroffen, und verschlechtert sich mit der Zeit immer weiter. Dies ist auch eine häufige Ursache für Unfruchtbarkeit.

Die Akupunktur-Punkte Leber 2 und Leber 3 sind wichtig, um Stress zu behandeln. Leber 3 ist der am häufigsten verwendete Punkt, aber Leber 2 ist wirksam bei Patienten, die unter Leber-Feuer leiden, das eine extreme Form von Stress darstellt. Ich habe festgestellt, dass dies bei Patienten heute häufiger vorkommt als noch vor 20 Jahren, deshalb wollte ich Leber 2 mit einbeziehen. Es ist leicht zu behandeln. Man kann beide Punkte gleichzeitig behandeln. Leber 3 befindet sich in der kleinen Einbuchtung zwischen Ihrem ersten und zweiten Fußknochen. Ein Mini-Massagegerät würde an diesem Punkt am besten funktionieren.

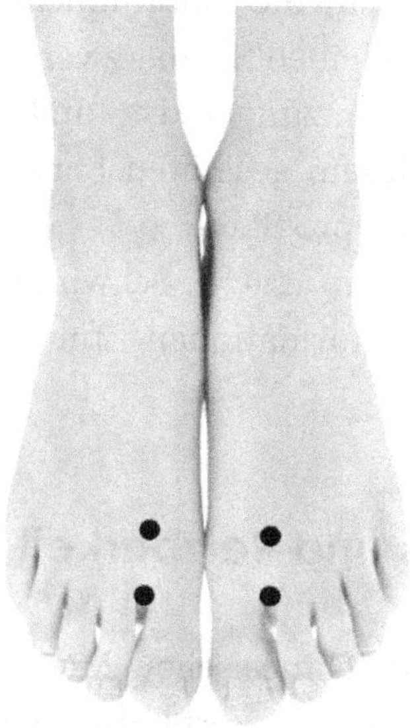

Stress und Reizbarkeit

Leber 2 und 3

Milz 6 behandelt Angstzustände, Schlaflosigkeit, Stress, Unfruchtbarkeit, hormonelle Probleme und Flüssigkeitsansammlungen. Es gleicht auch die Leber aus. Obwohl Leber 2 und 3 zur Behandlung von Stress am wichtigsten sind, kann Milz 6 auch helfen.

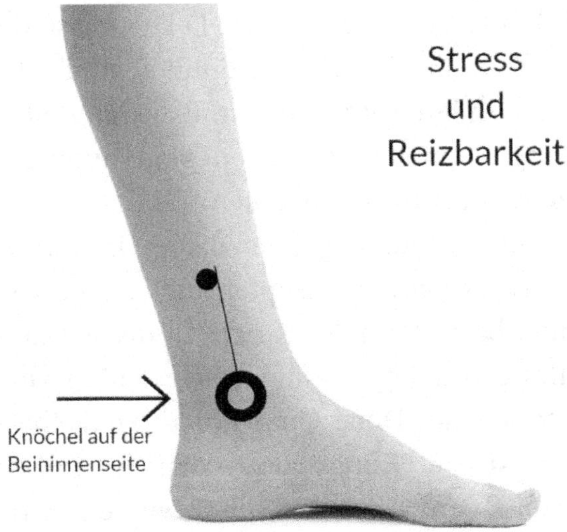

Milz 6

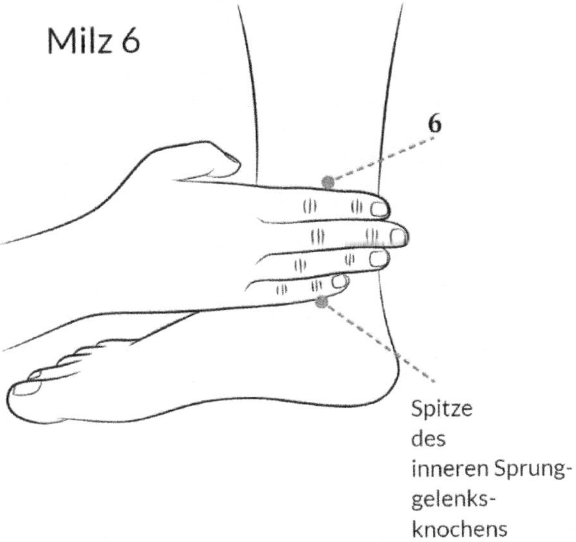

Hinweise zur Behandlung

Eine der beliebtesten Kräuterrezepturen zur Behandlung von Leberstörungen und Stress heißt Freier und leichter Wanderer oder Xiao Yao Wan. Es gibt mehrere Variationen dieser

Rezeptur, aber der häufigste Bestandteil ist Bupleurum (Hasenohr). Bupleurum reguliert die Leber. Diese Rezeptur ist auf dem chinesischen Markt frei verkäuflich und ist eine der am häufigsten verwendeten Rezepturen. Es behandelt die Leber und die Verdauung. Manche Menschen sind aufgrund von Stress ermüdet. Diese Rezeptur kann helfen.

Eine frei verkäufliche pflanzliche Option dafür sind von Planetary Herbals namens Bupleurum Calmative Compound. Dieses Produkt basiert auf der Rezeptur, die seit über 875 Jahren zur Behandlung von Leber-Ungleichgewichten verwendet wird. Die Inhaltsstoffe sind: Dong Quai-Wurzel, Bai-Zhu Atractylodes-Wurzel, Chinesische Pfingstrosen-Wurzel, Poria Sclerotium, Ingwer-Wurzel-Extrakt, Süßholzwurzel-Extrakt, die oberirdischen Teile der Chinesische Minze und Bupleurum-Wurzel-Extrakt.

Übelkeit

Übelkeit kann durch so viele Dinge verursacht werden. Normalerweise würden Sie auch andere Symptome in Betracht ziehen, z.B. wenn Schmerzen vorhanden sind. Laut WebMD sind einige häufige Ursachen für Übelkeit Gallenblasenerkrankungen, darunter Gallensteine, Reaktionen auf Medikamente, Morgenübelkeit, Lebensmittelvergiftung, Ohrenprobleme, Migräne, Magen-Darm-Grippe, Ohrenentzündung und Herzinfarkt.

Die erste Wahl zur Behandlung von Übelkeit ist Pericardium 6. Dieser Punkt reguliert den Magenbereich. Es wird häufig auch bei Schwangerschaftsübelkeit eingesetzt. Wenn Pericardium 6 die Übelkeit nicht beseitigt, würde ich Magen 36 in Betracht ziehen, einer der stärksten Punkte am Körper. Es reguliert den Magen und die Eingeweide.

Bei der Diagnose von Gesundheitsproblemen ist es nicht immer einfach, die Ursache des Problems festzustellen. Die chinesische Medizin ist besonders hilfreich, denn wir brauchen keine westliche Diagnose. Wir behandeln das aus dem Gleichgewicht geratene Organ nach unserem Diagnosesystem.

Der wichtigste Punkt bei der Behandlung von Übelkeit ist Pericardium 6. Es reguliert den Magen. Es sollte der erste Punkt sein, den Sie versuchen. Magen 36 stärkt und reguliert den Magen. Ren 12, 13 und 14 regulieren den Magen und behandeln Übelkeit und Säure-Reflux.

Wenn die Ursache der Übelkeit Stress ist, kann Leber 3 behandelt werden. Gallensteine können Übelkeit verursachen. Diese Informationen finden Sie im Kapitel Gallensteine. Menschen unterschätzen oft, wie sehr sie unter Stress stehen und wie sich dieser auf ihre Gesundheit auswirkt. Jeder kann von der Behandlung von Leber 3 profitieren.

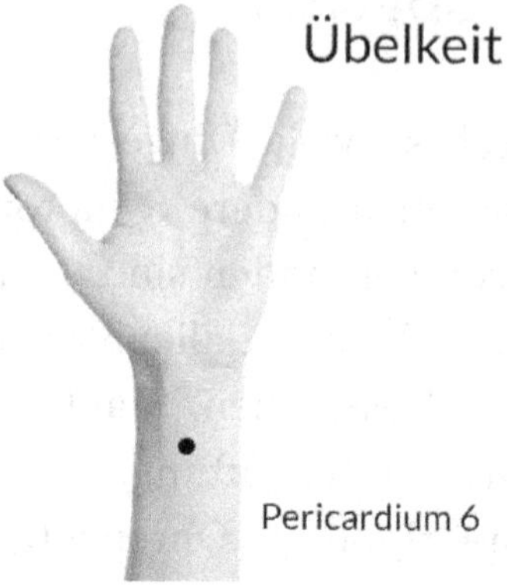
Übelkeit
Pericardium 6

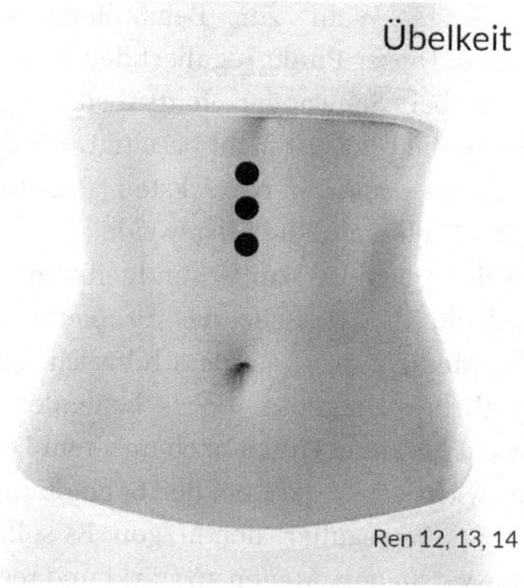
Übelkeit
Ren 12, 13, 14

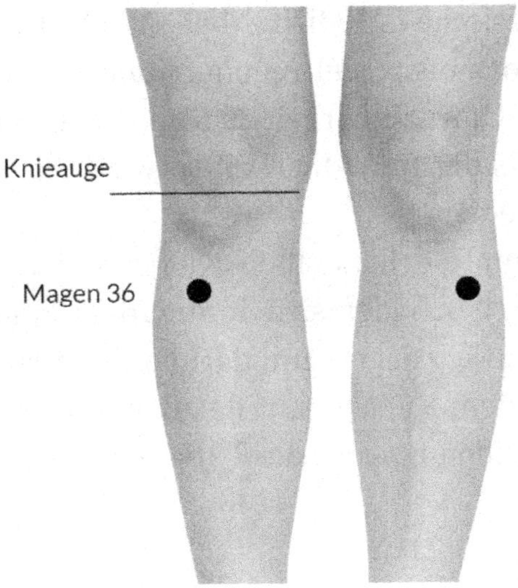
Übelkeit
Knieauge
Magen 36

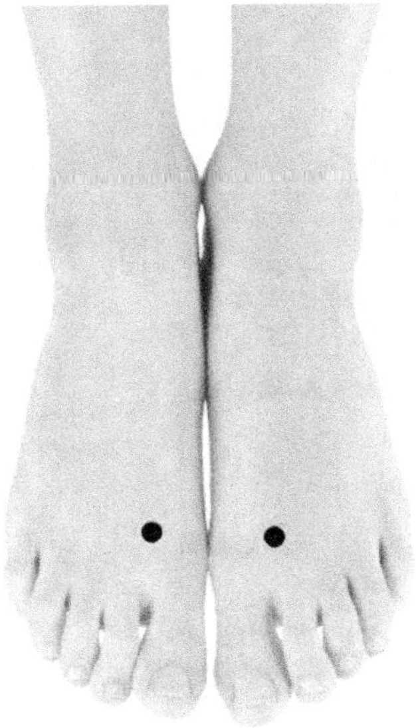
Übelkeit
Leber 3

Unfruchtbarkeit

Die chinesische Medizin behandelt Unfruchtbarkeit, indem sie den Hormonspiegel reguliert und wiederherstellt. Es behandelt die der Unfruchtbarkeit zugrunde liegenden Ursachen. Es gibt nichts, was die Fruchtbarkeit so wirksam verbessert wie die chinesische Medizin.

Niere 3, 6 und 7 behandelt die Nieren, welche die Hormone regulieren. Niere 3 befindet sich hinter dem Knöchel auf der Beininnenseite, Niere 7 liegt 2 cun darüber, und Niere 6 befindet sich direkt unter dem Knöchel auf der Beininnenseite. Zwei cun werden mit den beiden Fingern des Patienten gemessen.

Unfruchtbarkeit

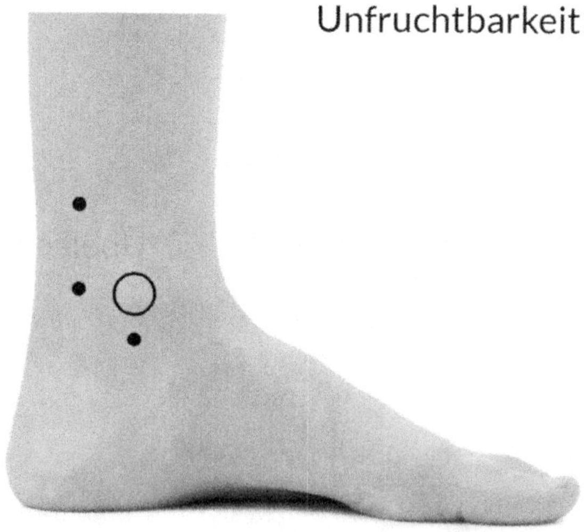

Niere 3, 6, 7

2 Cun

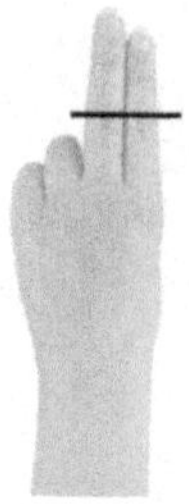

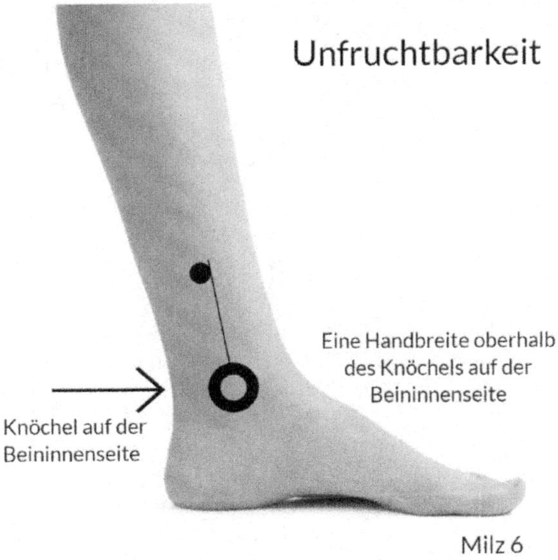

Milz 6 wird zur Stärkung der Nieren eingesetzt, was den Hormonspiegel verbessert. Es nährt auch das Blut, was bedeutet, dass es die Qualität des Blutes verbessert, was zur Linderung vieler hormoneller Probleme beiträgt.

Milz 6

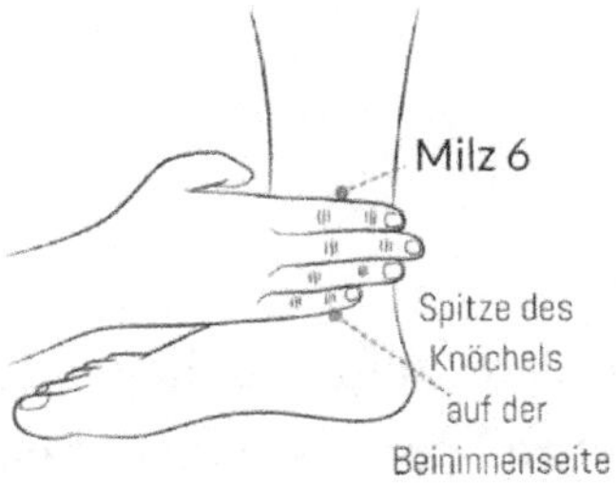

Leber 3 reguliert die Leber. Die Behandlung der Leber reguliert die Hormone, baut Stress ab und hilft dem Körper, sich zu entspannen. Stress verursacht Spannungen, so dass die Dinge nicht so funktionieren, wie sie sollten. Leber 3 befindet sich in der Vertiefung zwischen dem großen und zweiten Zeh. Wenn Sie Ihren Finger über den Bereich zwischen den Zehen streichen, finden Sie eine kleine Vertiefung.

Unfrucht-barkeit

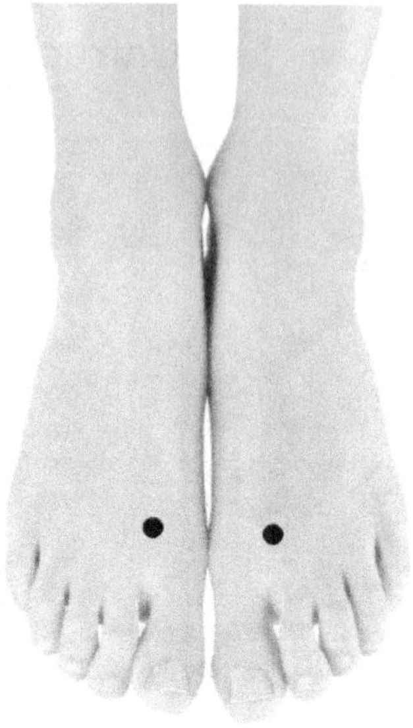

Leber 3

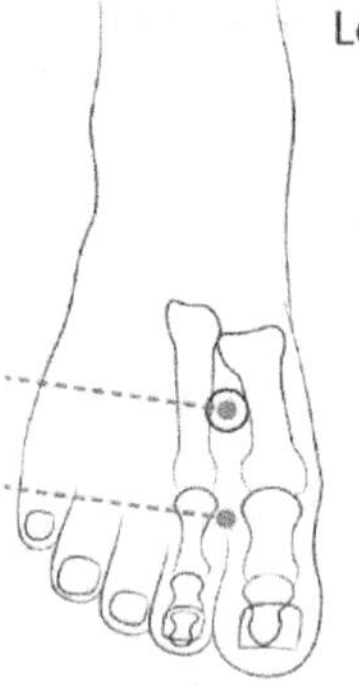

Leber 3

Unabhängig vom zugrundeliegenden Muster sollten die meisten Menschen ihre Nieren gestärkt bekommen, weil dadurch der Hormonspiegel ansteigt. Es gibt keinen Nachteil bei der Regulierung der Nieren.

Es gibt immer eine Ursache für Unfruchtbarkeit. Selbst wenn Ärzte Ihnen gesagt haben, dass sie keine Ursache für Ihre Unfruchtbarkeit finden können, kann die chinesische Medizin die Ursache behandeln, und zwar mit der Diagnose der chinesischen Medizin.

Ein Punkt, der möglicherweise nicht stark genug ist, wenn er nur als Akupressur-Punkt behandelt wird, ist der Uterus-Punkt. Es befindet sich 4 cun unterhalb des Bauchnabels und drei cun von der Mittellinie, der Linie der Körpermitte am Bauchnabel. Die Lage korreliert mit den Eierstöcken. Es reguliert die Eierstöcke und die Gebärmutter, aber es kann auch die Eileiter regulieren. Ich habe viele Fallstudien von Menschen mit verdrehten Eileitern gelesen, die mit Akupunktur behandelt wurden und bei denen die Eileiter wiederhergestellt wurden. Akupunktur verbessert die Durchblutung und stellt die Zirkulation wieder her, so dass der Körper wieder gesund werden kann.

Unfruchtbarkeit

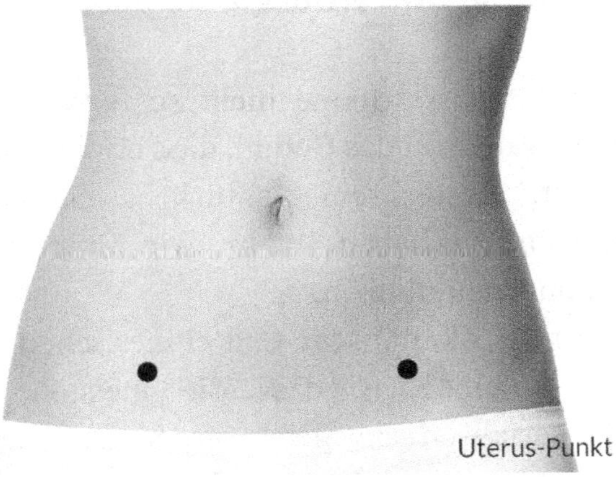

Hinweise zur Behandlung

Bevor Sie die westliche Medizin ausprobieren, sollten Sie in Erwägung ziehen, sich für ein paar Monate akupunktieren zu lassen. Die empfohlene Standardzeit beträgt drei Monate. Viele Patientinnen werden vor Ablauf der drei Monate schwanger. Eine meiner Patientinnen wurde nach zwei Wochen Akupunktur schwanger. Ihr Eisprung war kurz nachdem sie zu mir kam. Viele

Frauen sind ungeduldig und wollen ihrem Körper keine Zeit zum Heilen geben. Wenn Sie einige Monate lang Akupunktur, chinesische Kräuter und Akupressur bekommen können, bevor Sie schwanger werden wollen, erhöhen Sie Ihre Chance auf eine Empfängnis.

Unfruchtbarkeit bei Männern

Aus irgendeinem Grund nehmen Frauen Unfruchtbarkeitsprobleme oft auf sich und haben das Gefühl, dass sie irgendwie der Grund sind. Der Mann ist ein wichtiger Teil der Gleichung. In etwa 40% der Fälle ist der Mann der Unfruchtbare. Sie können auch Akupunktur und Kräuter bekommen. Ihre Hormone müssen behandelt werden, und auch Stress kann die männliche Fruchtbarkeit beeinträchtigen.

Hormonprobleme und Frausein

Wenn unsere Hormone nicht so funktionieren, wie sie sollten, haben Frauen oft das Gefühl, dass etwas schrecklich falsch mit ihnen ist. Es ist eine natürliche Sache, hormonelle Ungleichgewichte zu haben. Wenn wir älter werden, nimmt unsere Hormonproduktion ab.

Wenn man Akupunktur und chinesischen Kräutern eine Chance gibt, glaube ich, dass die meisten Frauen ohne medizinische Verfahren schwanger werden können. Einige Frauen werden innerhalb eines Monats schwanger, aber die meisten Frauen müssen sich auf drei Monate festlegen und ihre Partner mit einbeziehen.

Es ist sehr verbreitet, dass Frauen hören, Akupunktur könne helfen, und sie wollen, dass die Behandlung innerhalb von 30 Tagen wirkt. So ist leider unsere Kultur. Wir wollen sofortige Ergebnisse. Es stresst die Frauen, und es macht es leider weniger wahrscheinlich, dass sie schwanger werden. Stress ist eine häufige Ursache für Unfruchtbarkeit.

Wenn ich schwanger werden wollte, würde ich sofort einen Akupunkteur aufsuchen und mit der Behandlung beginnen. Ich würde mich zwischen den Behandlungen auch mit Akupressur behandeln. Es gibt keinen Ersatz dafür, einen zugelassenen Akupunkteur aufzusuchen. Bitte verschwenden Sie keine wertvolle Zeit mit dem Versuch, sich allein mit Akupressur zu behandeln. Es gibt viele Ursachen für Unfruchtbarkeit, und Sie müssen in der chinesischen Medizin eine Diagnose stellen lassen, um diese Probleme schnell zu lösen.

Verstopfung

Es gibt nur einen Punkt, den Sie wissen müssen, um Verstopfung einfach und wirksam zu behandeln. Das ist Dickdarm 11. Dieser Punkt reguliert und befeuchtet den Dickdarm. Ergebnisse werden oft innerhalb von fünf bis zehn Minuten erzielt. Drücken Sie sehr fest auf diesen Punkt, denn es kann ein tiefer Punkt sein, je nachdem, wie Ihr Arm geformt ist. Es ist einfach, den Ellenbogen zu greifen und den Daumen auf den Punkt zu setzen. Sie können eine Seite oder beide Seiten behandeln. Ich würde fünf bis zehn Minuten lang auf eine Seite drücken und dann auf die andere Seite wechseln.

Als ich vor über 20 Jahren in der Akupunkturschule war, zweifelten die Leute manchmal daran, ob Akupunktur überhaupt funktioniert. Meine Antwort war: Behandeln wir Dickdarm 11 und Magen 36 und sehen wir, wo wir in einer Stunde stehen. Ich benutzte Magen 36, um Dickdarm 11 anzukurbeln und so den Erfolg sicherzustellen. Ich habe dies nicht für notwendig erachtet, aber es kann auch helfen, den Darm zu regulieren. Zur Lokalisierung legen Sie Ihre Finger auf das Knie, und zwar so, dass die Oberseite der Hand auf den Augen des Knies liegt, den kleinen Einbuchtungen.

Verstopfung

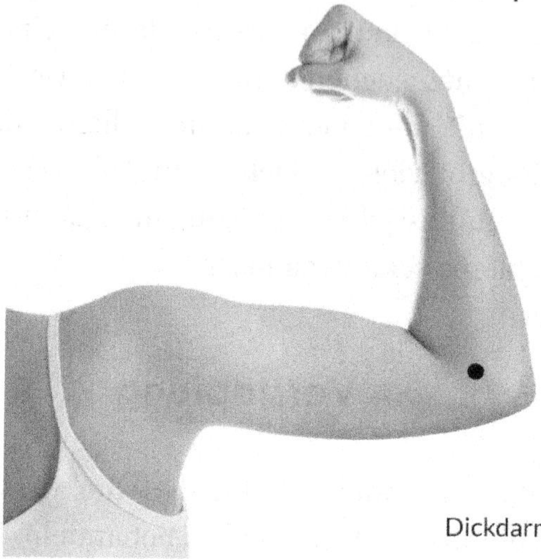

Dickdarm 11

Dickdarm 11

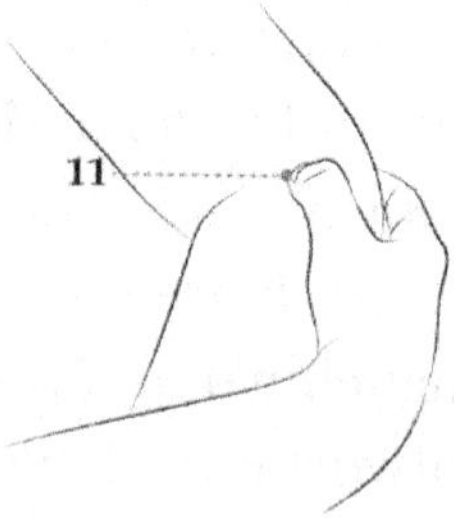

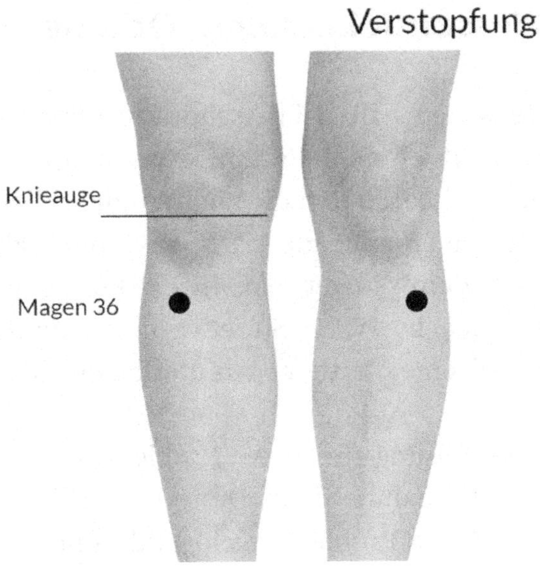

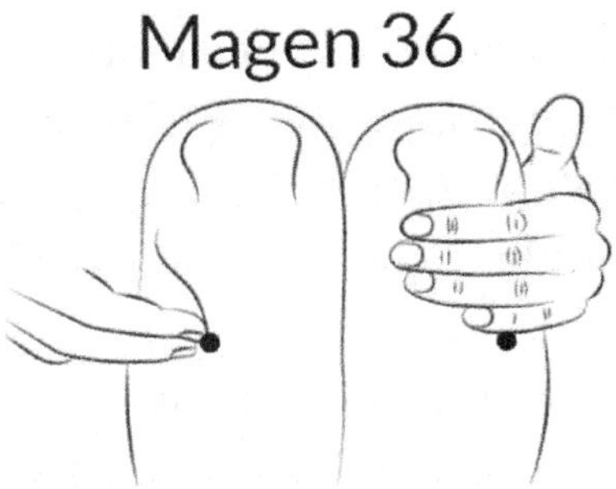

Zwei Möglichkeiten zur Lokalisierung

Hinweise zur Behandlung

Es ist gesund, jeden Tag mindestens einen Stuhlgang zu haben. Manche Menschen glauben, dass einmal pro Woche in Ordnung ist. Menschen, die lange Zeit unter Verstopfung gelitten haben, können von einer Darmreinigung profitieren. Mir gefällt das der Marke Renew Life. Probiotika sind sehr wichtig für die Regelmäßigkeit. Der Großteil Ihres Stuhls besteht aus Bakterien. Die Marke Garden of Life stellt Primal Defense Ultra her, ein Produkt von sehr guter Qualität.

Wasserrückhaltung, Ödeme

Viele Menschen halten überschüssige Flüssigkeit zurück und wissen es nicht einmal. Es gibt zwei häufige Arten von Ödemen, die eindrückbaren und die nicht-eindrückbaren Ödeme. Die am leichtesten zu erkennende Art ist das eindrückbare Ödem. Drücken Sie mit dem Finger auf Ihren Fuß oder Knöchel, unterhalb des Knöchels. Wenn Sie etwa eine Minute lang fest drücken und dabei eine Vertiefung hinterlassen, haben Sie ein Lochfraß-Ödem.

Die einzige Lösung für dieses Problem in der westlichen Medizin ist die Einnahme von Diuretika. Diese lösen die eigentliche Ursache des Problems nicht und können die Nieren erschöpfen.

Das Beste, was man zur Behandlung von Wasseransammlungen tun kann, ist die Behandlung der Nieren und der Milz. Die Nieren sind für den Flüssigkeitshaushalt in Ihrem Körper verantwortlich. Die Stärkung von Milz und Nieren behandelt die Grundursache der übermäßigen Flüssigkeitsansammlung.

Niere 3 und 7 behandeln die Grundursache von Ödemen. Niere 3 befindet sich am Knöchel auf der Beininnenseite. Niere 7 liegt 2 Fingerbreiten direkt darüber.

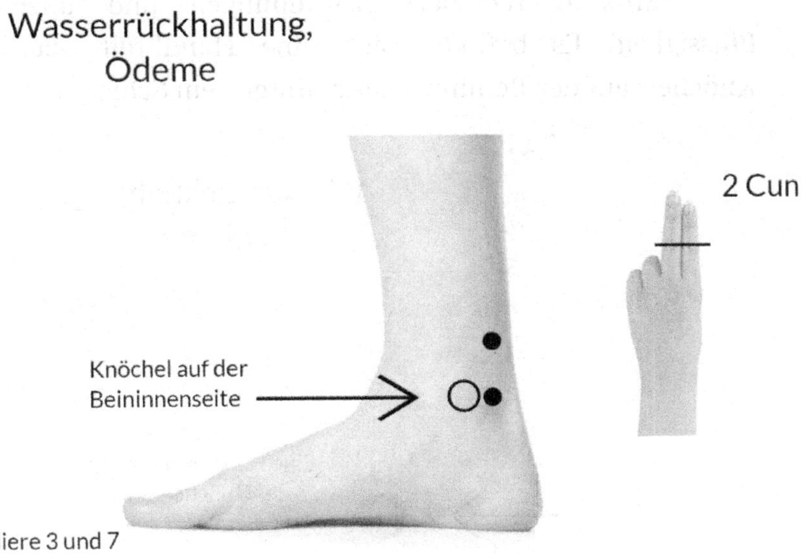

Niere 3 und 7

Milz 9 wird für alle Arten von Ödemen verwendet. Es befindet sich knapp unterhalb des Knies, an der Innenseite der Wade.

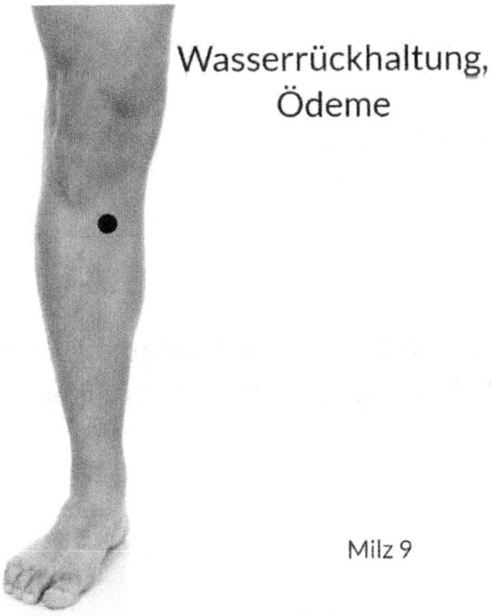

Milz 9

Milz 6 reduziert Schwellungen und überschüssige Flüssigkeit. Es befindet sich eine Handbreit oberhalb des Knöchels auf der Beininnenseite hinter dem Schienbein.

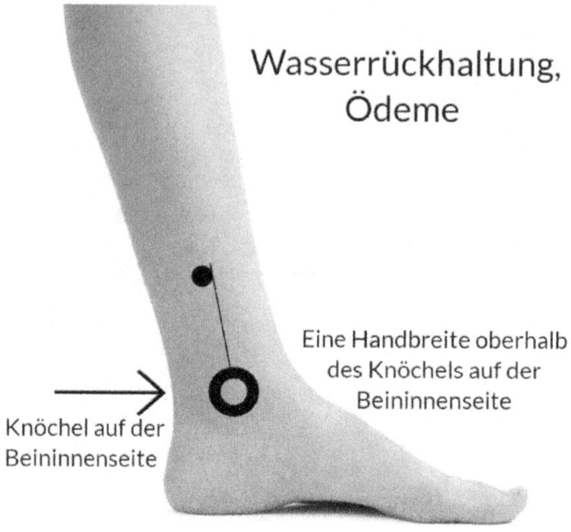

Milz 6

Milz 6

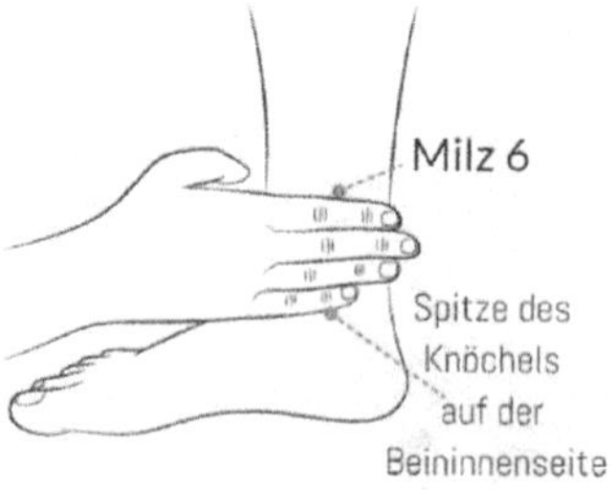

Magen 36 fördert die Verdauung und Energie, um Ihrem Körper zu helfen, überschüssige Flüssigkeit loszuwerden.

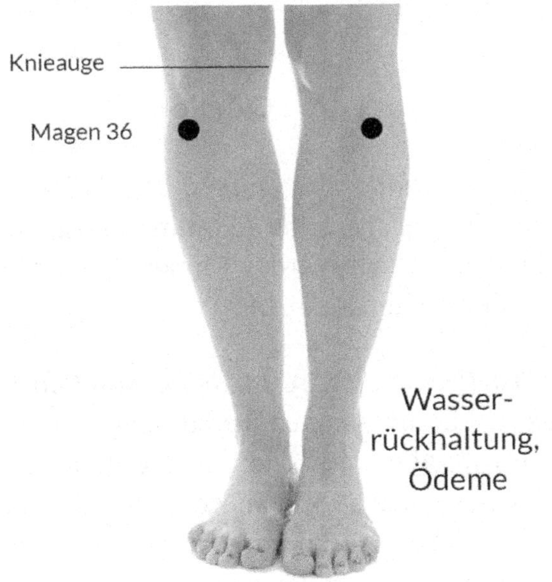

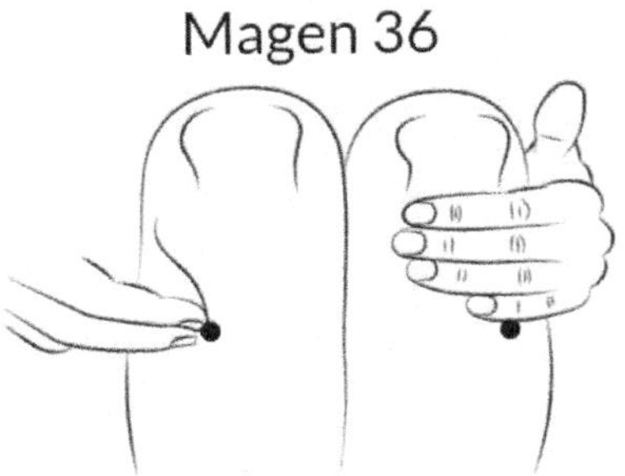

Zwei Möglichkeiten
zur Lokalisierung

Als ich in der Akupunkturschule war, gab einer meiner Lehrer einen Einführungskurs über Akupunktur für die breite Öffentlichkeit. Er steckte eine Nadel in einen Freiwilligen. Er behandelte Milz 6. Diese Frau rief am nächsten Tag an, um einen Termin zu vereinbaren, und begann, sich in der Studentenklinik regelmäßig akupunktieren zu lassen.

Nur eine Nadel an einer Stelle, und ihre Beinschwellung begann abzunehmen. Die Nadel wurde nicht einmal für die normale Behandlungszeit von 20-30 Minuten drin gelassen.

Quellen

The Foundations of Chinese Medicine von Giovanni Maciocia. Dies ist der Text für Akupunkturstudenten im ersten Jahr. Es erklärt die Diagnose der Chinesischen Medizin und die Theorie der Chinesischen Medizin.

The Practice of Chinese Medicine von Giovanni Maciocia. Dies ist das Buch für Akupunkturstudenten im zweiten Jahr. Dutzende von Krankheiten werden in Begriffen der Chinesischen Medizin erklärt. Es erklärt, wie man Krankheiten diagnostiziert und behandelt, welche Akupunktur-Punkte und welche Kräuterrezepturen zu verwenden sind.

Stichwortverzeichnis

Einzelheiten zu über 400 Akupunktur-Punkten finden Sie in meinem anderen Buch, dem *Handbuch der Akupunktur-Punkte*.

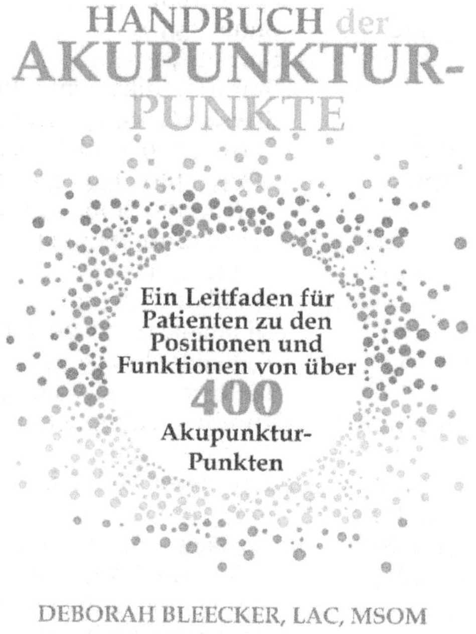

- Wie man über 400 Punkte findet und anwendet
- Leicht verständlich und für Laien geschrieben
- Klare Bilder, die die Punkte leicht auffindbar machen
- Erklärung der chinesischen Medizin

Made in the USA
Monee, IL
08 November 2026

67968593R00149